Peter Gitzinger · Linus Höke · Roger Schmelzer

**Das böse Buch für Ärzte**

Peter Gitzinger · Linus Höke · Roger Schmelzer

# DAS BÖSE BUCH FÜR

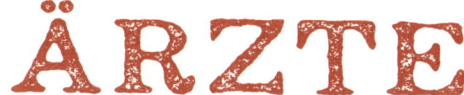

Mit Illustrationen von Ari Plikat

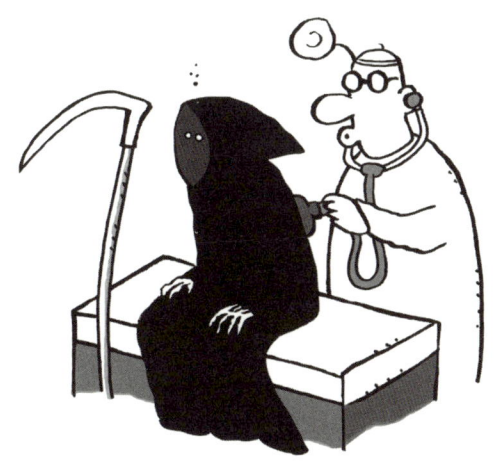

**LAPPAN**

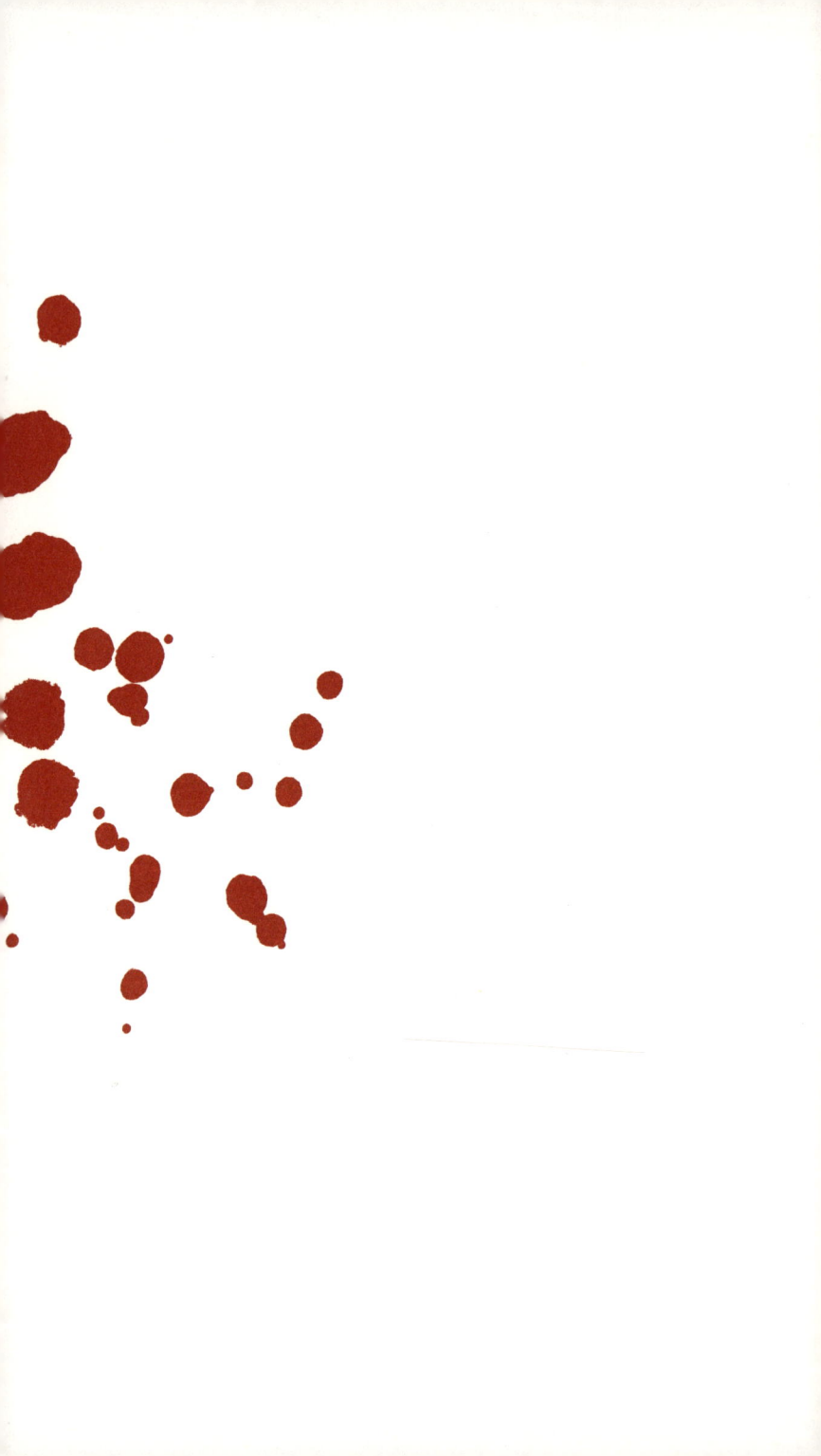

Der Beruf des Mediziners blieb lange – bis zum Ausgang des Mittelalters – eher ein NEBENJOB für Frisöre, Apotheker, Masseure und Metzger, die sich ein bisschen was dazu verdienen wollten. Bezahlung und Sozialstatus waren lausig.

Natürlich genoss man damals auch gewisse Vorteile: Wer hätte seinen ungeliebten Nachbarn nicht gern mal mit dem Satz begrüßt: „Was, Sie haben keinen Schnaps mitgebracht? Na, macht nichts, dann schnippeln wir Ihren Blinddarm eben OHNE BETÄUBUNG raus, was?" Heute haben sich die Verhältnisse grundlegend geändert, und man hat als Mediziner die Friseure und Masseure in Sachen Bezahlung und SOZIALPRESTIGE locker überrundet, und wenn man sie auf der Straße trifft, kann man seine intellektuelle und gesellschaftliche Überlegenheit demonstrieren, zum Beispiel, indem man um sie herumtanzt, sie mit kleinen Steinchen bewirft und dabei Spottlieder singt.

Und wenn man ein bisschen Glück hat, kann man als Mediziner auf einer Reise die schönste Genugtuung überhaupt erleben: den Ruf

*IST EIN ARZT ANWESEND?,*

auf den hin man sich mit beruhigendem Lächeln von seinem Platz erhebt, um – unter den beeindruckten Blicken der Umsitzenden – sich des jeweiligen Problems anzunehmen. Dies allein zeigt den Stellenwert des Arztberufs. Oder hat man schon mal in einem Flugzeug den aufgeregten, hoffnungsvollen Ruf einer Stewardess vernommen: „Entschuldigung – ist ein Friseur anwesend?!"*

---

* Natürlich gibt es auch hier Ausnahmen, z. B. an Bord eines Charterfluges zur Christopher Street Day Parade.

*Statistische Erhebungen haben ergeben, dass ca. 56 Prozent aller Ärzte überhaupt nur noch deshalb mit öffentlichen Verkehrsmitteln reisen, weil sie auf den Eintritt des oben beschriebenen Notfalls hoffen. Sollten auch Sie dazugehören, vertreiben Sie sich die Wartezeit am besten mit einem guten* B U C H, *das bequem ins Handgepäck passt. Vielleicht mit diesem hier.*

# INHALT

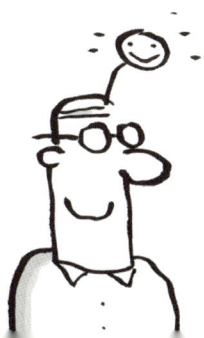

# WIE WERDE ICH DER PERFEKTE ARZT?

**1** Ärzte reden oft unverständliches Zeug. Das klingt gebildet und macht auf das Umfeld gehörigen Eindruck. Üben Sie dies, wo immer Sie nur können! Warum beim Metzger ein Eisbein kaufen, wenn es auch ein *crus porci, aber schön adipös* sein kann? Oder überraschen Sie Ihre Freundin doch einmal mit

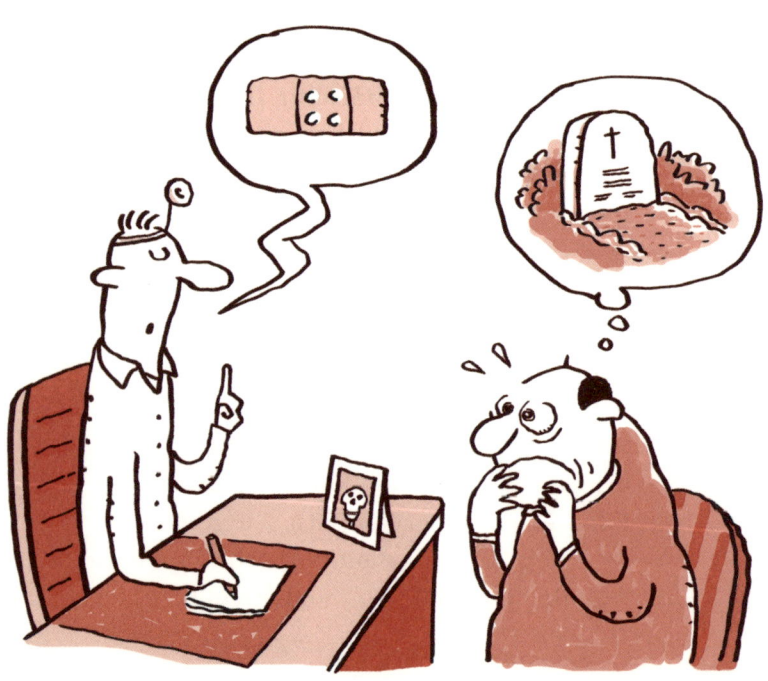

einem Kompliment der Klasse: „Ich finde deine *musculi glutei maximi* zum Anbeißen knackig!" Auch wahllos ins Gespräch eingestreute lateinische Wörter wie *hic* oder *nunc* verfehlen ihre Wirkung selten. Falls man Sie trotzdem mal fragend ansieht, kontern Sie einfach mit einem durch alle Fälle durchdeklinierten lateinischen Substantiv Ihrer Wahl. Das klingt dann schön nach einem klugen Sprichwort und lässt ihr Gegenüber in der Regel schnell verstummen.

 Erfolgreiche Ärzte haben häufig wenig Zeit. Sie machen sich rar nach dem Motto: Etwas, was selten ist, ist auch wertvoll. Versuchen Sie daher zunächst, so selten wie möglich in Ihrer Praxis anwesend zu sein, um den Versuch einer Kontaktaufnahme für Ihre Patienten so schwierig wie möglich zu machen. Falls es sich nicht umgehen lässt, Ihre Praxis aufzusuchen (etwa, um Rechnungen zu schreiben) und Sie dort versehentlich auf einen Patienten treffen, sollten Sie Folgendes beherzigen: Vermitteln Sie unbedingt den Eindruck akuter Zeitnot! Als probates Mittel eignet sich zum Beispiel die sogenannte *Schnappatmungsübung.* 10 bis 15 hastig ausgeübte Atemzüge bringen Sie innerhalb kürzester Zeit an den Rand einer Hyperventilation und verleihen so Ihrem Teint das authentische Bild eines ständig unter Zeitdruck und Stress leidenden viel beschäftigten Arztes. Falls der Patient es wagt, Sie trotzdem anzusprechen, sollten Sie so knapp wie möglich antworten. Benutzen Sie Einwortsätze wie „Ja", „Nein", „Möglich", „Morgen" oder „Strahlentherapie". Denken Sie immer daran: Sie haben keine Zeit! Außer für:

 Hobbys. Hierfür hat der Arzt alle Zeit der Welt. Mit einem Hobby zeigt der Arzt, dass er erfolgreich ist und es verdient hat, sich zu entspannen. Aber Vorsicht: Schnarch-Hobbys wie das Sammeln von Aston-Martin-Old-timern, Segelfliegen oder gar Golfspielen sind völlig out und lassen deutlich an Exklusivität vermissen. Hier sollten Sie unbedingt einer extravaganteren Freizeitbeschäftigung nachgehen. Das Züchten einer aussterbenden Tierart wie etwa des sibirischen Tigers macht wesentlich mehr her als das Züchten einer Orchideenart. Außerdem schmecken Tiger einfach besser.

Wichtig ist auch ein wohlklingender Name in Verbindung mit Eindruck schindenden Titeln. Ein Professor Dr. Dr. Dr. Gerold von Brinkmann klingt einfach besser (und teurer) als Heinz Schmitz – praktischer Arzt. Bezüglich der Titel sollte es keine Probleme geben. Greifen Sie einfach auf einen der zahlreichen im Internet vertretenen Titel-Discounter

zurück (z. B. www.billig-titel.de oder www.
spar-prof.com). Der wohlklingende Name ist
da schon schwieriger. Sollte kein Adliger Sie
adoptieren wollen, müssen Sie zum Äußers-
ten greifen und in Las Vegas irgendeine
abgetakelte Gräfin ehelichen. Ihre eigentli-
che Frau muss davon ja nichts mitbekommen.
(Sie kriegt von Ihrer Geliebten ja auch nix
mit.) Noch weiter aufwerten lässt sich der
Name durch medizinische Zusatzqualifika-
tionen. Dabei spielt es keine Rolle, ob es sie
tatsächlich gibt. Wie wäre es zum Beispiel mit
*Facharzt für Kinematografie* oder *Spezialist
für angewandte Molekulargastronomie*? Das
macht doch was her! Zu guter Letzt verteilen
Sie einfach ein paar Abkürzungen über ihren
Namen (hc, vw, obi, h&m und so weiter),
und schon haben Sie das längste und beein-
druckendste Praxisschild der ganzen Stadt.

 Der erfolgreiche Arzt von heute hat eine technische Ausrüstung, die den Kommandostand
eines Kernkraftwerks aussehen lässt wie
einen Kinderkaufladen von Woolworth. Und
genau wie im Kernkraftwerk hat auch in der
Arztpraxis selten jemand den Überblick,
wozu diese ganzen Knöpfe eigentlich da sind.
Braucht es aber auch nicht. Hauptsache, die
Geräte sehen teuer und kompliziert aus. Sollten Sie nun Ihre Millionen allerdings lieber in
die technische Ausstattung Ihres Bugatti als in

die Ihrer Praxis stecken, können wir Sie beruhigen. Denn ob die Geräte tatsächlich auch funktionieren, ist vollkommen sekundär. Das eröffnet natürlich ein Feld der unbegrenzten Möglichkeiten: Der Kühlschrank Ihrer Kellerbar ist kaputt? Ab damit in Ihre Praxis! Pappen Sie ein paar Drehknöpfe und ausgediente Stethoskope auf die Tür, und schon haben Sie den modernsten Kernspintomographen, den Sie für teuer Geld kaufen können! Die kaputte Sonnenbank der Freundin wird flugs zu einem röntgenpartikelemissionsarmen Spezialröntgengerät zur maßbandfreien Bestimmung der Körpergröße, und selbst die kaputte Energiesparbirne kann noch herhalten als Ultraschallabtastkopf mit Ökosiegel. So schlagen Sie zwei Fliegen mit einer Klappe: Sie schinden Eindruck mit Ihrem top-modernen Gerätepark, und Sie tun was für die Umwelt durch zeitgemäßes Recycling.

 Der moderne Arzt zeigt sich auch alternativen Heilmethoden gegenüber durchaus offen. Zumindest sollte das seine Kundschaft von ihm denken, denn der Patient von heute liebt es, wenn der Arzt nicht ausschließlich nach schulmedizinischen Gesichtspunkten handelt. Das bedeutet nicht, dass Sie sich wirklich mit dem ganzen Hokuspokus auseinandersetzen müssen. Ein paar Räucherstäbchen hier,

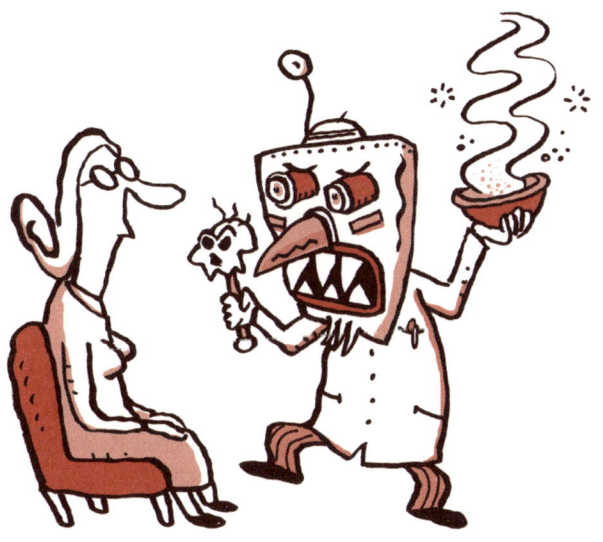

ein bisschen Handauflegen da oder ein paar Stecknadeln, die man nach persönlichem Geschmack über den Körper des Patienten verteilt, reichen oftmals aus, Sie als Experten im Bereich der alternativen Heilkunde dastehen zu lassen.

 Ein Arzt, der etwas auf sich hält, hat eine Sauklaue. Sollten Sie das Pech haben, über eine leserliche Handschrift zu verfügen, müssen Sie dies umgehend ändern! Mittel der Wahl: Alkohol in rauen Mengen. Der bald auftretende Tremor verleiht ihrem Schriftbild schnell die Anmutung einer seismographischen Erdbebenaufzeichnung der Stärke 10. Bis es so weit ist, können Sie sich zunächst damit behelfen, Ihre Rezepte mit dem Mund zu schreiben.

# WAS ÄRZTE WIRKLICH MEINEN,

Ärzte schreiben nicht nur unleserlich, sie drücken sich auch oft ihren Patienten gegenüber sehr umständlich aus. Oft wird man aus surrealistischen Gedichten eher schlau als beispielsweise aus der Diagnose des Orthopäden. Oder wissen Sie vielleicht, welche Verletzung sich hinter einer „distorsiven Allodynie" verbirgt? Doch selbst wenn die Damen und Herren Doctores gerade mal kein Ärzte-Latein sprechen, meinen sie oft etwas ganz anderes, als sie sagen. Wir haben einige prototypische Sätze zusammengetragen und sie vom „Heuchel-Deutsch" ins „Ehrlich-Deutsch" übersetzt.

### Die Herz-OP lief suboptimal.

*Der Patient hätte während der OP nicht sterben müssen, zumal er gar nichts am Herzen hatte, sondern einen Magendurchbruch.*

### Ich hab das mit dem Morphium auf dem Schirm.

*Ich habe komplett vergessen, dem Patienten mit den Verbrennungen 3. Grades Morphium zu geben. Aber jetzt weiß ich wenigstens, warum er schreit wie am Spieß.*

**Über die Entfernung Ihres Blinddarms müssen wir nochmal nachdenken.**

Es ist längst entschieden, aber wir tun so, als dürften Sie mitreden.

**Der Chef ist gerade in einer Besprechung.**

Der Chefarzt macht sich gerade einen Café Latte, und danach vernascht er die blonde Stationsschwester. Das wird heute nix mehr.

Im Vergleich dazu:

**Der Chef ist gerade zu Tisch.**

Der Chef ist wirklich zu Tisch, vernascht danach aber die blonde Stationsschwester als Nachtisch. Das wird heute nix mehr.

**Machen Sie sich keine Sorgen wegen der Amputation, wir kriegen das schon hin.**

Machen Sie sich keine Sorgen. Wir hatten bisher kaum eine Amputation ohne schwerwiegende Folgen für den Patienten, aber in diesen Fällen zahlt unsere Versicherung. Manchmal.

**Sie werden noch viele Jahre leben.**

… Allerdings nicht zu Hause, sondern hier in der Klinik – im Koma!

**Machen Sie sich keine Sorgen. Wir haben diese OP schon 100-mal durchgeführt.**

… Irgendwann muss es ja mal klappen.

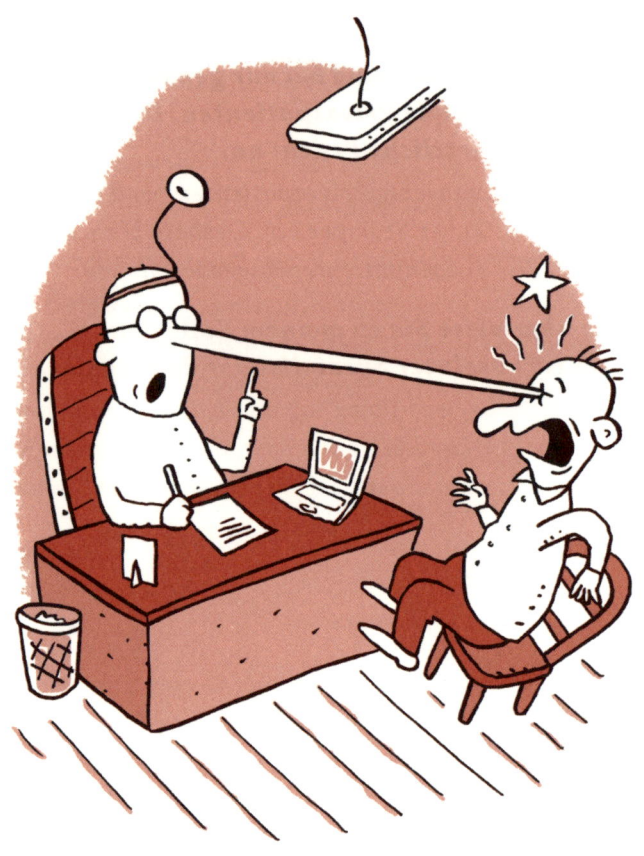

**Schwester, können Sie mich noch mal kurz über den Patienten briefen?**

> Ich kann mich null an den Patienten erinnern und werde auch das, was Sie mir gleich erzählen, im nächsten Moment wieder vergessen haben.

**Sie werden Freitag entlassen.**

> Sie werden vielleicht an irgendeinem Freitag entlassen, aber keinesfalls am nächsten.

**Kassenpatienten sind bei mir genauso willkommen wie Privatpatienten. Das sehe ich als meine ärztliche Pflicht an.**

Ich hab zu wenig Privatpatienten, weil ich ein jämmerlicher Stümper bin. Deshalb bin ich auf die blöden Kassenpatienten angewiesen.

**Ich überweise Sie zu meinem Kollegen. Der ist absoluter Spezialist auf dem Gebiet.**

Ich stehe, was Ihre Diagnose betrifft, völlig im Dunkeln, und bin mir sicher, dass es meinem Kollegen genauso geht. Aber dann hab' ICH Sie wenigstens von der Hacke.

# WAS PATIENTEN WIRKLICH MEINEN,

## WENN SIE SAGEN…

Bei den Patienten verhält es sich ein wenig anders als bei den Ärzten. Sie reden meist kein unverständliches Zeug daher, es sei denn, sie haben sich gerade eine *fractura ossis maxillae** zugezogen. Aber auch Patienten beherrschen die Kunst, ihre Aussagen in Worte zu kleiden, die erst einmal vom Arzt dekodiert

---

\* Medizinerlatein für *Oberkieferbruch*.

werden müssen, um die Wahrheit dahinter erkennen
zu können. Hier ein paar kleine Hilfestellungen:

**Ich war ja letzte Woche schon mal bei Ihnen.**

*Ich komme ab jetzt jede Woche zu Ihnen, weil ich
mich ansonsten furchtbar langweile.*

**Ich hab seit Tagen so ein komisches Kribbeln
im Hals, kann mir aber nicht erklären, wo es
herkommt.**

*Ich rauche jeden Tag 40 selbst gedrehte
Zigaretten, will das aber vor meinem Arzt
und der Versicherung nicht zugeben.*

**Ich hab' meine Symptome mal gegoogelt …**

*Ich habe dank Google herausgefunden, dass
meine Symptome nicht eine harmlose Erkältung
signalisieren, sondern eindeutig Tuberkulose
im Endstadium. Wenn Sie mich nicht daraufhin
behandeln, werde ich Sie wegen unterlassener
Hilfeleistung verklagen.*

**Ich trinke so gut wie nichts. Vielleicht mal ein
Bierchen hie und da.**

*Ich bin seit Jahren harter Alkoholiker. Nur dank
meiner übermenschlichen Willenskraft ist es mir
gelungen, die 15 Minuten im Wartezimmer ohne
Doppelkorn zu überstehen.*

**Ich putze mir dreimal am Tag die Zähne.**

*Und zwar jedes Jahr am 24. Dezember.*

**Ich bin 70, fühle mich aber wie 50.**

Weil ich mich mit 50 schon total scheiße gefühlt habe.

**Sie sind der beste Arzt, den ich kenne.**

Sie sind der einzige Arzt, den ich kenne.

**Ich habe auf Ihren Rat gehört und bewege mich jetzt jeden Tag ...**

... und zwar vom Sofa zum Kühlschrank und wieder zurück.

Beim Augenarzt:

**Ich sehe die Zahlenreihe 5 – 3 – 8 – 1.**

Ich sehe gar nix, aber ich bin viel zu eitel für eine Brille. Und meine Chancen, dass die Zahlen stimmen, stehen immerhin bei eins zu zehntausend.

**Ich habe keine Angst vor Spritzen.**

Ich habe wirklich keine Angst vor Spritzen, nur äußert sich Keine-Angst-Haben bei mir dummerweise immer durch lautes Schreien und minutenlange Ohnmachtsanfälle.

**Ich hab so'n komisches Ziehen im Magen. Und im Rücken. Und im Kopf auch.**

Ich hab gar nix, will aber morgen krankfeiern. Suchen Sie sich irgend 'ne Krankheit aus.

# DIE GRÖSSTEN Horror-VORSTELLUNGEN VON ÄRZTEN

Die 135. Auflage der Gesundheitsreform bringt eine unangenehme Überraschung: Zum ersten Mal fallen die Änderungen *zugunsten* der Patienten aus. So wird unter anderem der Begriff Hausbesuch neu definiert: Patienten dürfen *Sie* ab jetzt jederzeit zu Hause aufsuchen, wo sie sich von Ihnen behandeln lassen. Dafür erhalten die Patienten eine Pauschale von Ihnen – und bekommen von Ihnen die Fahrtkosten erstattet.

✝

Sie haben endlich eine Privatpraxis erworben. Erst nach der Vertragsunterzeichnung und der Überweisung der Kaufsumme befassen Sie sich mit den Details und stellen fest, dass es sich bei der Adresse nicht um die Leipziger Straße in Berlin handelt – sondern um die Leipziger Straße in Windhoek, Namibia.

Im öffentlichen Dienst und auch im Gesundheitswesen werden neue Farben eingeführt: Die Müllmänner arbeiten von nun an in Blaumännern, die Hausmeister in weißen Kitteln und die Ärzte in orange. Von jetzt an heißt es „Halbgötter in orangen Overalls".

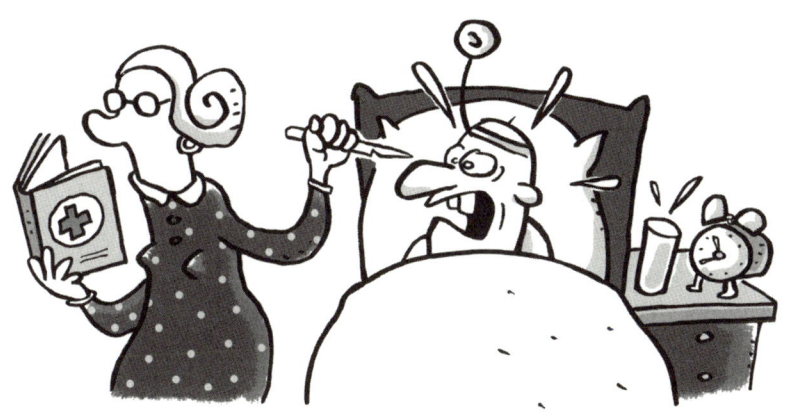

Im Krankenhaus müssen Sie sich heftige Kritik anhören: „Mann, können Sie eine Gallenblase nicht von einem Furunkel unterscheiden?!"
Alle lachen – so hat der Chefarzt noch nie einen Mitarbeiter fertiggemacht.

Im Krankenhaus müssen Sie sich heftige Kritik anhören: „Mann, können Sie eine Gallenblase nicht von einem Furunkel unterscheiden?!"
Alle lachen, auch der Chefarzt – so hat noch nie ein Patient einen Arzt fertiggemacht.

Sie sitzen im Flugzeug. Plötzlich erscheint die schreckensbleiche Stewardess und ruft: „Ein Notfall! Ist ein Arzt an Bord?" ... und *alle* Passagiere zeigen auf.

Sie sitzen im Flugzeug. Plötzlich erscheint die schreckensbleiche Stewardess und ruft: „Ein Notfall! Ist ein Pilot an Bord?"... und *niemand* zeigt auf!

# SIND SIE EIN GUTER CHIRURG?

**Bei einer Hüftgelenksoperation entdecken Sie in der Bauchhöhle des Patienten eine goldene Armbanduhr der Marke Rolex, die offensichtlich bei einem früheren Eingriff von einem Kollegen dort vergessen wurde. Wie reagieren Sie?**

 Sie freuen sich ein Loch in den Bauch und beschließen, in Zukunft bei J E D E M Hüftgelenkseingriff auch die Bauchhöhle zu öffnen. Vielleicht finden Sie so ja noch eine zur Uhr passende Goldkette.

 Sie zeigen den Patienten wegen Diebstahls an.

 Sie nehmen die Uhr an sich und verstecken statt ihrer einen Scherzartikel in der Bauchhöhle. Falls der Kollege mit der Rolex auf der Suche nach seiner Uhr die Bauchdecke ein weiteres Mal öffnet und ihm plötzlich ein Springteufel oder – noch lustiger – ein aufziehbares Alien-Püppchen entgegenhüpft, verpassen Sie ihm auf diese Weise einen schönen Denkzettel.

**Nach einer Hüftgelenksoperation mit geöffneter Bauchdecke vermissen Sie plötzlich Ihr Handy. Wie reagieren Sie?**

**A** Sie rufen sich an. Klingelt es im Patienten, stauchen Sie ihn augenblicklich zusammen wegen Missachtung des in der Klinik herrschenden Handyverbots.

**B** Sie verordnen dem Patienten Elektroschocks, um den Ladezustand Ihres Handy-Akkus aufrecht zu erhalten. Ein Arzt in Ihrer Position kann sich telefonische Unerreichbarkeit aufgrund eines leeren Akkus einfach nicht leisten.

**C** Sie aktivieren per Bluetooth die Freisprecheinrichtung und geben Ihrem Patienten den Tipp, als Bauchredner Karriere zu machen. Tut er das und ist dabei erfolgreich, fordern Sie ein Jahr später 95 Prozent Tantiemen ein.

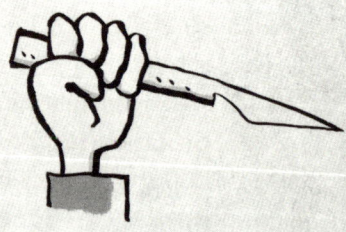

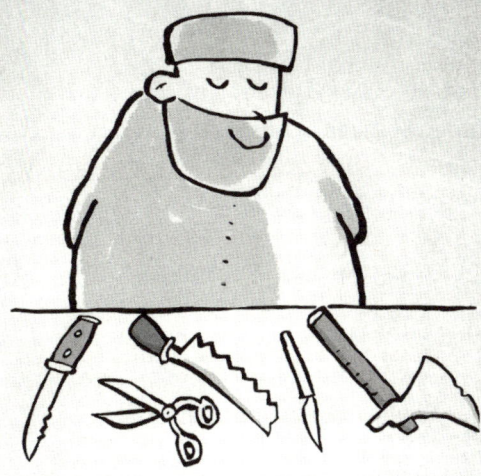

Nach einer durchzechten Nacht stehen Sie morgens im OP-Saal vor einer geöffneten Bauchdecke und haben plötzlich einen Blackout. Schlagartig wissen Sie mit all den bunten Organen vor Ihnen überhaupt nichts mehr anzufangen. Wie reagieren Sie?

 Sie lassen sich eine Bloody Mary kommen, in der Hoffnung, dass der Alkohol die Erinnerung an das, was Sie im Studium gelernt haben, wieder aufflammen lässt.

 Sie lassen sich ein Glas Wodka kommen und mixen sich mit dem, was da vor Ihnen rumliegt, eine eigene Bloody Mary.

 Um Ihre Unsicherheit zu überspielen und die Situation im OP etwas aufzulockern, basteln Sie aus dem Dünndarm des Patienten ein paar lustige Luftballonfiguren.

**Nach einer Nasenkorrektur droht Ihnen Ungemach wegen eines schweren Kunstfehlers. Wie reagieren Sie?**

 Sie behaupten, Kubismus würde sich als Schönheitsideal in Kürze durchsetzen.

 Sie verdoppeln die Rechnung, weil Sie sich mit dem Ergebnis Ihrer OP als Trendsetter begreifen.

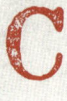 Sie bestreiten jegliche Fehlleistung, bieten dem betroffenen Patienten aber als Wiedergutmachung den Luxus einer Narkose für seine nächste OP an.

**AUSWERTUNG**

**Buchstabe A zählt einen Punkt, Buchstabe B zwei, und C zählt drei Punkte. Addieren Sie jetzt Ihre Punkte, und entnehmen Sie das Testergebnis bitte untenstehender Tabelle.**

4 BIS 6 PUNKTE: Sie haben 4 bis 6 Punkte erreicht. Nicht schlecht.

7 BIS 10 PUNKTE: Sie haben mehr Punkte, als die, die nur 4 bis 6 Punkte erreicht haben. Nämlich 7 bis 10 Punkte. Sehr gut.

11 BIS 12 PUNKTE: Sie sind der King! Mehr Punkte geht nicht! Chapeau!

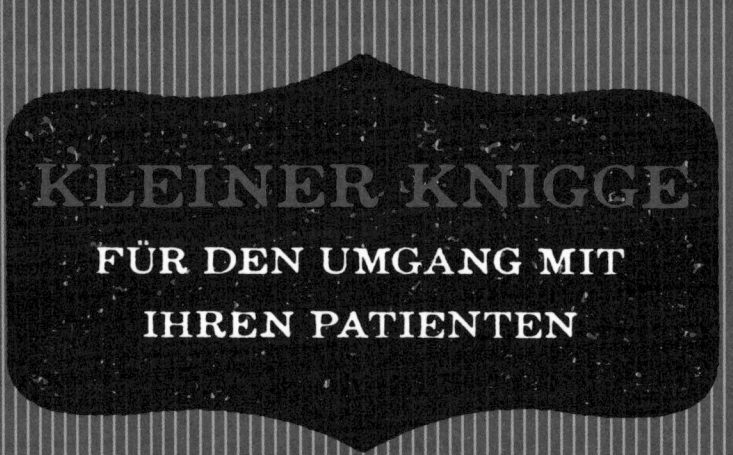

# KLEINER KNIGGE

## FÜR DEN UMGANG MIT
## IHREN PATIENTEN

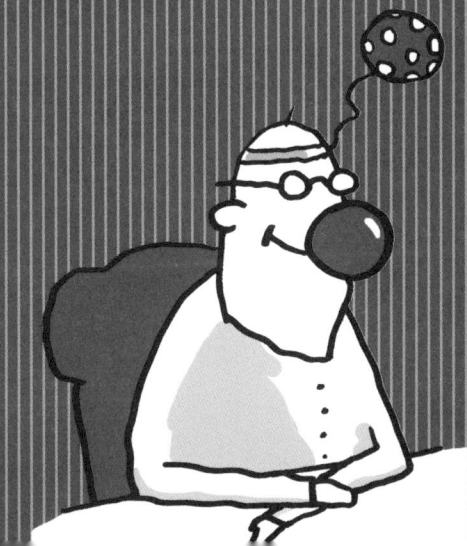

Ärzte haben einen harten, zeitintensiven Job. Dies ist auch der Grund, warum viele Kollegen keine Zeit für die sogenannte zwischenschenmenschliche Kommunikation haben. Wir geben Ihnen an dieser Stelle einige Tipps, wie Sie den Kontakt zu ihren Patienten ohne allzu großen Zeitverlust aufrechterhalten können.

Wenn Sie in ein Krankenzimmer kommen oder ein Patient Ihre Praxis betritt, wenden Sie die sogenannte **Begrüßung** an. Hierzulande hat sich ein fröhliches „Guten Morgen" oder „Guten Tag" als probates Mittel zur Kontaktaufnahme bewährt. Im Süden der Republik sollte man auf „Grüß Gott" zurückgreifen. Werden Sie wiederum von einem Ihrer Patienten mit „Grüß Gott" angesprochen, können Sie die Stimmung mit einem flockig dahingeworfenen „Nicht doch, Doktor *Soundso* reicht" auflockern. Dieser launige Scherz funktioniert auch dann, wenn Sie tatsächlich glauben, dass Sie Gott sind.

Ihre Patienten sind (meist) kranke Menschen, die sich von Ihnen Heilung oder zumindest eine Besserung ihres gesundheitlichen Zustands erhoffen. Um ihnen dieses Gefühl glaubhaft zu vermitteln, hilft es, wenn Sie Ihre Patienten mit ihren Nachnamen ansprechen. Der Nachname (z.B. Lehmann) ist das Wort, das in der Karteikarte zwischen dem Vornamen (z.B. Thomas) und der Krankenkasse steht. Die Nennung des Nachnamens in Verbindung mit einem vorangestellten *Herr* oder *Frau* hat sich in der westlichen Welt als höfliche Form der **Anrede** durchgesetzt und erzeugt bei Ihrem Patienten irrigerweise das Gefühl, dass Sie ihn und seine Krankengeschichte kennen.

Viele Patienten legen auch großen Wert darauf, Ihnen *vor der Untersuchung* zu erzählen, was ihnen fehlt. Auch wenn es sich dabei um eine skurrile Eigenart dieser Menschen handelt, lohnt es sich doch oft ihnen zuzuhören. Wenn Sie dies nicht tun, kommt es zu Gesprächen wie dem folgenden:

O R T H O P Ä D E *: *„Wo tut's denn weh?"*

P A T I E N T : *„Naja, seit gestern hab ich unglaubliche Schmerzen im – – –"*

O R T H O P Ä D E : *„Okay, dann machen wir zuerst mal ein Röntgenbild, und dann legen wir Ihnen ein paar Elektroden an die Oberschenkel, um die Durchblutung zu fördern ... Ciao."*

Wenn Sie so verfahren, ergeben sich zwei Probleme: Sie haben den Patienten vor den Kopf gestoßen, und Ihnen ist möglicherweise entgangen, dass er nicht unter einer leichten Oberschenkelzerrung leidet, sondern unter einem schweren Bandscheibenvorfall.

Oft fragen Patienten ihren Arzt am Ende der Untersuchung nach der Diagnose. Dies ist zwar extrem nervig, aber dennoch ein legitimes Anliegen, vor allem, wenn Ihr Patient halb bewusstlos auf der Intensivstation liegt. Versuchen Sie also, die Fragen, die an Sie gerichtet werden, wahrheitsgemäß und, wenn möglich,

---

\* Der Begriff *Orthopäde* steht mittlerweile als Synonym für größtmögliche Effizienz. Grund dafür ist die Fähigkeit vieler Orthopäden, trotz minimaler Behandlungszeiten maximale Honorare abzurechnen.

in freundlichem Ton zu beantworten. Als **freundlichen Ton** bezeichnet man Antworten wie: „Sie haben vermutlich eine Blinddarmentzündung, aber Genaueres wissen wir erst, wenn Ihre Laborwerte da sind." Als unfreundlichen Ton bezeichnet man hingegen Antworten wie: „Woher soll ich das wissen? Bin ich vom Roten Kreuz?" oder „Wenn Sie alles besser wissen, dann stellen Sie sich doch selbst die Diagnose, Sie Arsch!" Falls Sie unsicher sind, wie man einen *freundlichen* von einem *unfreundlichen Ton* unterscheidet, schauen Sie im Internet eine Folge *Sendung mit der Maus* mit Moderator Christoph (freundlich) und danach einen Ausschnitt aus *Halloween – Nightmare on Elm Street* mit Freddy Krüger (unfreundlich). Wenn Sie das nächste Mal mit einem Patienten sprechen, versuchen Sie eher den Ton von Christoph zu treffen.

Patienten mögen es im Allgemeinen, wenn man ihnen und ihrer Krankheit Interesse entgegenbringt. Einfache Fragen der Kategorie: „Wie geht es Ihnen?" oder „Haben Sie Schmerzen?" bewirken wahre Wunder. Eher kontraproduktiv: „Ich sehe schon, Herr Müller, alles ist bestens." Vor allem wenn Sie, wie üblich, *gar nichts* gesehen haben: weder die Krankenakte, noch den Patienten, der im Worst Case nicht mal Müller heißt.

Als Arzt müssen Sie Ihren Patienten oft schmerzhafte Wahrheiten mitteilen. Hier ist **Empathie**[*]

---

[*] Ähnlich unbekannt wie *Empathie* ist der Begriff *Fingerspitzengefühl*. Viele Ärzte glauben, es handle sich dabei um eine haptische Fähigkeit, die einzelnen Patienten abhanden gekommen ist, weil sie das Schneideblatt ihres Rasenmähers wechseln wollten, ohne ihn vorher auszuschalten.

vonnöten. Als Empathie bezeichnet man die Fähigkeit, sich in die *Gefühlswelt* seines Gegenübers hineinzuversetzen. Letztere ist in Medizinerkreisen auch unter dem Begriff Emo-Scheiß bekannt. Auch wenn Empathie häufig fehl am Platze ist, in manchen Fällen kann ihr Fehlen lebensgefährlich sein. Zum Beispiel, wenn Sie in der Notambulanz einer Patientin zurufen: „Sie ham ja über 300 Blutdruck! Sie müssten längst tot sein!" Ähnlich problematisch sind auch manche Bemerkungen nach einer OP: „Wahnsinn! Sie sind der erste Patient, bei dem wirklich *alle* denkbaren Komplikationen aufgetreten sind!" Oder: „Ich denke, es ist auch in Ihrem Sinne, wenn wir Sie morgen wieder entlassen. Die meisten Menschen sterben lieber zu Hause."

Ein operativer Eingriff ist für jeden Patienten eine heikle Angelegenheit, vor der er sich zahlreiche Fragen stellt: Wache ich jemals wieder aus der Vollnarkose auf? Werde ich möglicherweise Opfer eines Kunstfehlers? Und ist es wirklich normal, dass der Chirurg vor der OP einen halben Liter Wodka auf Ex trinkt, um dieses blöde Händezittern wegzukriegen? Aus diesem Grund sollten Sie Ihre Patienten vor dem Eingriff **beruhigen**. Das bedeutet, dass Sie Ihrem Patienten die Angst vor der Operation nehmen. Es bedeutet nicht, ihm unmittelbar vor dem Eingriff mitzuteilen, dass er sich durch eine verunreinigte Transfusion mit Hepatitis B, Malaria oder dem AIDS-Virus infizieren und durch andere unvorhersehbare Ereignisse seinen Sehnerv, sämtliche Gliedmaßen und alle geistigen Fähigkeiten verlieren könnte. Der Zusatz, dass es sich dabei lediglich um die eher harmlosen Komplikationen handeln würde, macht es nicht besser.

Auch Eingriffe, die „nur" mit lokaler Betäubung durchgeführt werden, sollten Sie aus emotionaler Sicht nicht unterschätzen. Bei einer Darmspiegelung zum Beispiel kann es durchaus sinnvoll sein, den Patienten *vorher* davon in Kenntnis zu setzen, was ihm gleich widerfahren, oder besser: in ihn hineinfahren wird. Vermeiden Sie dabei den Satz: „Es wird nicht wehtun" – ein absolutes No-Go bei allen Eingriffen ohne Narkose, insbesondere beim Einrenken einer ausgekugelten Schulter, dem Ziehen mehrerer Zehennägel oder dem Herausfräsen eines entzündeten Zahnhalses. Verzichten Sie auch auf die Erwähnung der Tatsache, dass Sie diesen Eingriff gerade zum ersten Mal vornehmen.

Kommen wir zum letzten Punkt: der **Verabschiedung.** Sich verabschieden heißt nicht, wortlos aus dem Raum zu eilen. Stattdessen empfiehlt sich ein sogenannter Abschiedsgruß. Abschiedsgrüße werden in unserem Kulturkreis verwandt, wenn ein Mensch das Haus (oder die Praxis) verlässt und ein anderer dableibt. Neben dem jovialen „Tschüss" und dem distinguierten „Ade, gehabt euch wohl" hat sich hierzulande vor allem die Redewendung „Auf Wiedersehen" etabliert. Der Zusatz „… obwohl ich ein Wiedersehen für sehr unwahrscheinlich halte" wird von den meisten Patienten eher negativ gedeutet.

Übrigens: Auch bei der Verabschiedung legen viele Menschen Wert auf **Höflichkeit.** Der Begriff Höflichkeit steht für das Einhalten gesellschaftlicher

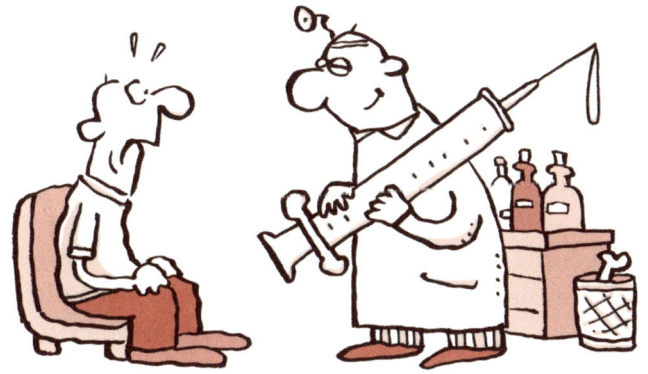

Konventionen, von denen man sich ein möglichst konfliktfreies zwischenmenschliches Miteinander erhofft. „Einen schönen Tag noch", „Weiterhin gute Besserung" oder „Wir sehen uns dann morgen" sind nur einige der zahlreichen Floskeln, mit denen Sie Ihrem Patienten das Gefühl vermitteln können, dass Sie ihn als gleichwertigen Mitmenschen ansehen.

Wenn Sie in Zukunft einige dieser Tipps beherzigen, können Sie selbst als passionierter Menschenhasser den Anschein erwecken, dass sich unter Ihrem weißen Kittel keine schwarze Seele, sondern ein fühlendes Wesen verbirgt. Viel Spaß beim Üben!

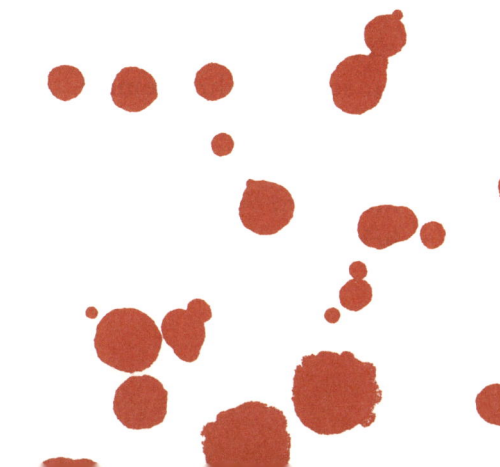

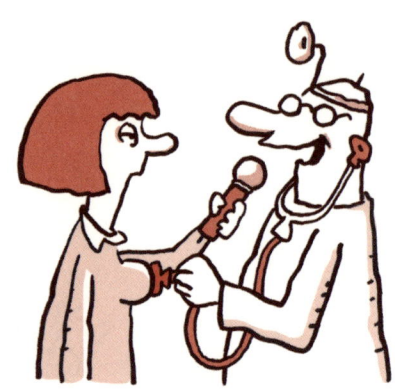

# ZITATE

## BERÜHMTER ÄRZTE

*Hiermit erkläre ich den Patienten für eröffnet.*

(Der berühmte deutsche Chirurg Ernst Sauerbruch, als er das von ihm erfundene Verfahren zur operativen Öffnung des Brustkorbes erstmals anwendete.)

Der berühmte „Eid des Hippokrates" im Wortlaut:

*Hier an Eidesstatt gebe ich den Ärzten von Griechenland und der gesamten griechischen Öffentlichkeit mein Ehrenwort – ich wiederhole: Ich gebe Ihnen mein Ehrenwort! –, dass die gegen mich erhobenen Vorwürfe haltlos sind.*

(Hippokrates schwor den Eid auf einer Pressekonferenz im Jahr 369 v. Chr., nachdem man ihm nachgewiesen hatte, dass er seinen Konkurrenten Asklepios durch gezielte Manipulationen öffentlich diskreditieren wollte. Hippokrates verlor alle seine Ämter. Kurz darauf wurde er in einem Athener Hotel tot in einem Badezuber aufgefunden.)

*Ich war schon immer ein rechter Aufschneider.*

(Rudolf Virchow, Gründer der modernen Pathologie und bekannter Scherzbold, zu einer Gruppe von Studenten beim Sezieren einer Leiche.)

*Schwarzes Haar, wulstige Lippen und ein Gesicht, das von vielen Fäden zusammengehalten wird ... Ich taufe dich auf den Namen: „Cher".*

(Dr. Viktor Frankenstein bei der privaten Tauffeier für das von ihm erschaffene Monster.)

*Ich brauch dringend was! Und mein Über-Ich auch! Und mein Es erst recht!*

(Sigmund Freud zu seinem Apotheker, der durch Freuds Morphium-Bestellungen zum Millionär wurde, weil er immer dreifach abrechnen konnte.)

*So hab ich mir das nicht vorgestellt mit dem Untertauchen.*

(Letzte Worte des Nazi-Arztes Josef Mengele, der im Februar 1979 in seinem brasilianischen „Exil" beim Schwimmen einen Schlaganfall erlitt und ertrank.)

*Ich bin kein Arzt – holt mich hier raus!*

(Dr. Bob aus der RTL-Dschungel-Show, der in Wirklichkeit Maskenbildner, Special-Effect-Künstler und immerhin auch Rettungssanitäter ist.)

# DIE WAHRHEIT ÜBER ASSISTENZÄRZTE

Man hört oft vom leidgeprüften Dasein der Assistenzärzte in Krankenhäusern. Jetzt endlich liegen großangelegte Studien vor, nachdem an zahlreichen Kliniken in ganz Deutschland Assistenzärzte zu ihren Dienstzeiten befragt wurden. Die Ergebnisse sind alarmierend:

22 PROZENT der Ärzte gaben an, dass sie seit mehr als 24 Stunden ununterbrochen im Dienst waren.

- - - - - - - - - - - - - - - - - - - - - - - -

29 PROZENT gaben an, dass sie seit mehr als 24 Stunden ununterbrochen besoffen waren.

- - - - - - - - - - - - - - - - - - - - - - - -

3 PROZENT gaben an, dass sie seit 24 Stunden im Dienst und besoffen waren, fügten aber hinzu: „Keine Angst, ich bin gar kein Assistenzarzt – ich bin Oberarzt der Chirurgie."

- - - - - - - - - - - - - - - - - - - - - - - -

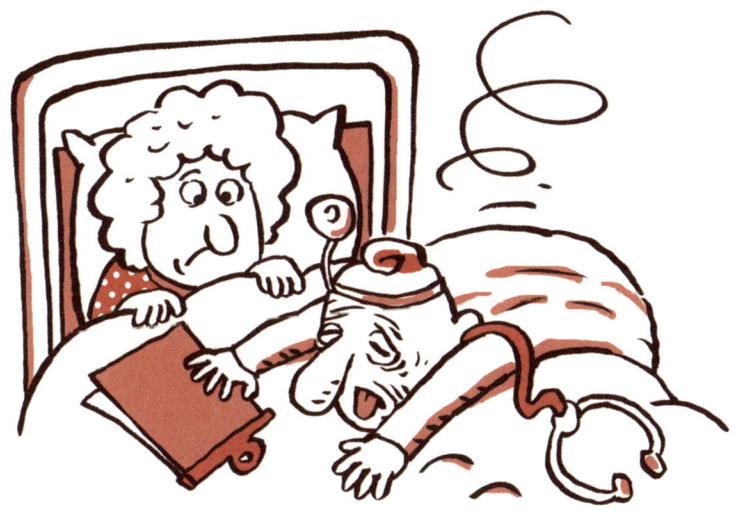

**6 PROZENT** der Assistenzärzte gaben an, dass sie die Station seit Ende der neunziger Jahre nicht mehr verlassen haben.

- - - - - - - - - - - - - - - - - - - - - - - - - -

**0,4 PROZENT** waren anscheinend noch viel länger ununterbrochen im Dienst: Sie brachen in Tränen aus, als sie erfuhren, dass ein Mittel gegen Tuberkulose entdeckt worden ist.

- - - - - - - - - - - - - - - - - - - - - - - - - -

**99,9998 PROZENT** antworteten: „Ich sehe in einer 36-Stunden-Schicht doch keine Ausbeutung – nur einen Vertrauensbeweis meiner Vorgesetzten. Diese unendlich wertvolle Erfahrung rechtfertigt jeden auch noch so geringen Lohn. Außerdem finde ich es genau richtig, dass diese Befragung von meinem Chefarzt persönlich durchgeführt wird."

# WISSENSWERTES

## AUS DER MODERNEN

# MEDIZIN

W enn man alle Gallensteine, die jemals entfernt wurden, in eine einzige Gallenblase zurückpacken würde, hätte diese Gallenblase die Größe und das Aussehen Rainer Calmunds.

D ie grässlichste Bruchverletzung aller Zeiten zog sich 1886 ein Mann in Paris zu. Beim Versuch, einen Nagel in ein Brett zu hämmern, brach sich der angehende Schreinermeister mit einem Schlag 134-mal die Phalanx distalis des linken Daumens. Man könnte auch sagen: Das Ding war Matsch. Die aufwendige Schienenkonstruktion, die nötig war, um das Gulasch wieder in Daumenform zu bringen, inspirierte wenig später Gustave Eiffel zum Bau des Eiffelturms.

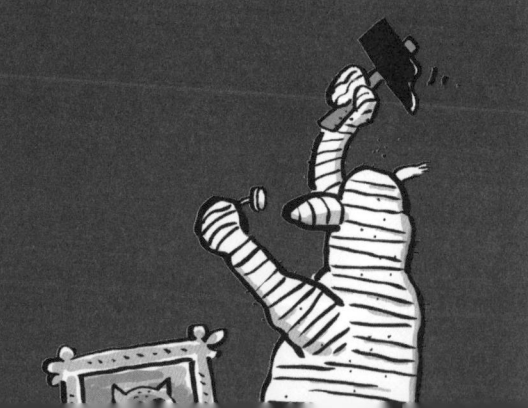

# SÄTZE, DIE MAN ALS PATIENT SELTEN HÖRT

,, Gehen Sie damit zu einem Kollegen.
Ich kann das nicht so gut. ''

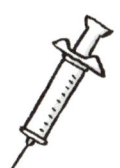

,, Diese Spritze wird nicht pieken.
Sie wird Ihnen vor Schmerz
das Hirn rausblasen. ''

,, Ich will Ihnen das mal mit einfachen Worten
so lange verständlich erklären, bis Sie meine
Diagnose auch wirklich begriffen haben. ''

,, Ich zieh demnächst mit
meiner Praxis aufs Land.
Find ich prima. ''

,, Sie sind Kassenpatient und brauchen
eine neue Leber? Kein Problem.
Haben wir auf Lager. Welche
Blutgruppe darf's denn sein? ''

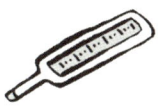

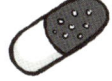

,, Nein, eine Kunststoff-Füllung
reicht da völlig aus. Da brauchen
Sie keine teure Keramik-Krone. ''

,, Sie wollen Ihre Sehstärke lieber beim Optiker
messen lassen als bei einem Augenarzt? Das ist
sehr nett von Ihnen. Das erspart mir Arbeit. ''

„Meine Fresse, so ein schrumpeliges, potthässliches Baby hab ich ja noch nie zur Welt gebracht!"

„Erzählen Sie ruhig ausführlich, wo der Schuh drückt. Wir haben alle Zeit der Welt."

„Auch ohne Privatpatienten komm ich mit meiner Praxis sehr gut über die Runden."

„In unserer Notfallambulanz gibt es keine Wartezeiten. Wir haben jederzeit genügend Ärzte hier."

„Ich sehe das auch, dass der Kollege da einen Kunstfehler begangen hat, und ich bin selbstverständlich bereit, das nötigenfalls vor Gericht zu bestätigen."

„Sie wollen noch diesen Monat einen Termin für ein MRT? Kein Problem. Kommen Sie einfach morgen vorbei."

„Sagen Sie nicht immer ‚Herr Doktor' zu mir. Ich hab den Titel nur gekauft."

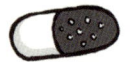

# HÄNSEL
# &
# GRETEL
## FÜR ÄRZTE

An einem großen 27-Loch-Golfplatz wohnte ein Landarzt mit seiner Frau und seinen zwei Kindern. Das Bübchen hieß Hänsel und das Mädchen Gretel. Einmal, als große Teuerung ins Land kam, weil die gesetzlichen Krankenkassen wieder einmal ihren Leistungskatalog nach unten korrigiert hatten, konnte der Landarzt die Raten für seinen Porsche nicht mehr bezahlen. Da sagte die Frau: „Die Kinder fressen uns die Haare vom Kopf mit ihren ständigen Wünschen nach Designerklamotten und neuen Wii-Spielen. Wir wollen sie morgen in aller Frühe hinaus auf den Golfplatz führen. So sparen wir Geld, und ich kann mir endlich eine Liposuktion meiner Reiterhosen leisten."

Als der Tag anbrach, kam die Frau und weckte die beiden Kinder. „Steht auf, ihr Faulenzer, wir wollen auf den Golfplatz fahren und unser Handicap verbessern." Danach machten sie sich in ihrem Cayenne auf den Weg. Als sie auf der Driving Range angekommen waren, sprach der Vater: „Nun übt schön den Abschlag. Heut Abend hol ich euch wieder ab."

Die Kinder übten so lange, bis sie sich an den Händen eine schmerzhafte Hornschwielenbildung in Verbindung mit einem subungualen Hämatom zuzogen. Gretel fing an zu weinen und sprach: „Wo sollen wir jetzt Heparin herbekommen?" Hänsel aber tröstete sie: „Wir wollen eine Apotheke suchen." Sie machten sich auf den Weg über den großen Golfplatz und kamen bald an eine Privatklinik mit angeschlossenem Diabeteszentrum. Hänsel klingelte, und aus der Sprechanlage ertönte eine Stimme: „Knusper knuper Knäuschen, Sie klingeln außerhalb unserer Besuchszeiten."

Hänsel ließ sich nicht irre machen und klingelte erneut. Da ging die Türe auf, und eine steinalte Oberärztin mit Morbus Bechterew kam heraus. „Kommt nur herein und bleibt bei mir, es geschieht euch kein Leid. Habt Ihr eine Versicherungskarte?"

Sie fasste beide an der Hand und führte sie in die Klinik. Da ward gutes Essen aufgetragen: Nuts, Snickers, Twix und jede Menge Coca-Cola. Hänsel und Gretel meinten, sie wären im Himmel, aber die alte Oberärztin hatte sich nur so freundlich angestellt. Sie führte Böses im Schilde und suchte in Wirklichkeit noch einen Probanden für eine Medikamententestserie gegen Magersucht.

Nun wurden dem armen Hänsel jeden Tag Filmtabletten und feinstes Essen aufgetragen. Als vier Wochen herum waren, hatte Hänsel bereits kräftig an Gewicht zugelegt und wurde sichtlich adipös.

Jeden Morgen rief die Ärztin: „Hänsel, zeig mir deine Finger, damit ich fühle, ob du fetter wirst." Hänsel zeigte ihr aber den abgenagten *os femoris* eines Huhns und die Ärztin, die unter einer fortgeschrittenen Katarakt beider Augenlinsen litt, konnte nicht sehen und meinte, es wären Hänsels Finger.

Schließlich überkam die Ärztin die Ungeduld, und sie wollte nicht länger warten. „Heda, Gretel!", rief sie dem Mädchen zu, „sei flink und schalte den Magnetresonanztomographen ein. Ich möchte Hänsel in die Röhre schieben, um zu sehen, ob er bereits Fettpolster angelegt hat." Aber Gretel sprach: „Ich weiß nicht, wie ich's machen soll. Wo find ich denn den Schalter?" „Dumme Gans!", sagte die Ärztin, „dann mach ich's eben selber." Und als sie den Hauptschalter am Gerät betätigen wollte, gab ihr Gretel einen Stoß, damit sie weit hinein in den Tomographen fuhr, und schaltete ihn hurtig ein.

Hu! Da fing die Ärztin an zu heulen, ganz grauselich; hatte sie doch von einer Osteosynthese einer lateralen Schenkelhalsfraktur zahlreiche Antirotationsschrauben in ihren Knochen, die nun – magnetisch angezogen – den Weg aus ihrem Körper heraus zur Innenwand des Tomographen suchten und auch fanden. Hei, war das ein Gesplatter!

Gretel aber lief schnurstracks zu Hänsel. Und weil sie sich nicht mehr fürchten mussten, brachen sie den Tresor der Ärztin auf und fanden viel Geld, Aktien und Kommunalobligationen.

„Aber jetzt wollen wir fort", sagte Hänsel. Und als sie ein paar Stunden gegangen waren, erblickten sie von Weitem ihres Vaters Haus. Da fingen sie an zu laufen, stürzten in das Wohnzimmer im

Design-Lounge-Stil hinein und fielen ihrem Vater glücklich um das *collum*.

Der Mann hatte keine frohe Stunde gehabt, seitdem er die Kinder auf dem Golfplatz zurückgelassen hatte, die Frau aber war an einer infolge der Liposuktion auftretenden nosokomialen Infektion gestorben. Gretel schüttete ihr Schürzchen aus, dass Geld und Aktien in der Stube herumwirbelten, und Hänsel warf eine Handvoll Kommunalobligationen dazu. Da hatten alle Sorgen ein Ende, und sie lebten in lauter Freude zusammen bis zu ihrem Exitus.

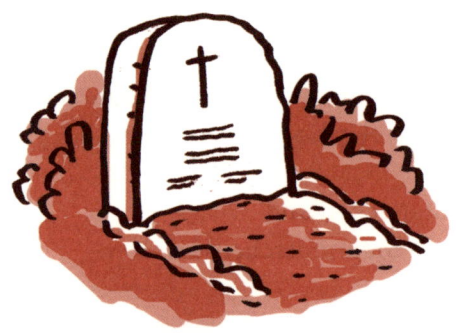

# KLEINE GESCHICHTE DER MEDIZIN

<hr>

Die Geschichte der Medizin begann vor etwa 100.000 Jahren – und die Anfänge waren mühsam. Der Respekt, den die Heilkundigen des mittleren Paläolithikums bei den übrigen Mitgliedern ihrer Sippe genossen, war nämlich nicht besonders hoch. Dies lag erstens daran, dass es noch keine medikamentösen Hilfsmittel gab außer:

a) draufspucken und
b) sich in Mammutscheiße wälzen.

Die meisten unserer Vorfahren waren der Ansicht, dass sie für die Anwendung dieser Hausmittel keine professionelle Hilfestellung benötigten. Der zweite – und entscheidendere – Grund für die mangelnde Anerkennung der Ur-Mediziner aber war, dass man bisher weder die lateinische noch die griechische Sprache erfunden hatte. Genauer gesagt: Man hatte noch nicht einmal irgendeine Sprache erfunden. Im Wesentlichen benutzte man zur Verständigung einen einzigen Grunzlaut, der sich in etwa anhörte wie „Grrrgch". Das reichte für alle Lebenslagen. Für die Ärzte bedeutete das: Die Patienten konnten sie verstehen! Jedes Wort!! Kein Wunder, dass niemand die Medizin für was Tolles hielt.* Hier eine typische Sprechstunde aus dem Jahr 90.000 v. Chr.:

P A T I E N T : „Grrrgch." (*„Herr Doktor, ich fühl mich nicht so.*")

A R Z T : „Grrrgch." (*„Ich sehe eine Fraktur des Humerus unterhalb der Scapula, genauer gesagt des Processus coradoideus und mehrere Vulnera morsum felis, darunter eine Vulnus lacero-cont-usum cruris et discissio tendinis musculi tibialis anterioris, außerdem Läsionen, Kontusionen und Hämatome, alles hervorgerufen durch einen Smilodon-Angriff.*")

P A T I E N T : „Grrrgch." (*„Ich verstehe vollkommen.*")

A R Z T : „Grrrgch." (*„Ich empfehle eine Saliva-Adhibition sowie die Applikation von Mammuthus-Lutum.*")

P A T I E N T : „Grrrgch." (*„Ich verstehe vollkommen.*")

---

* Aus diesem Grund wurde auch der Begriff „Halbgötter in Wollnashornfell" nie wirklich populär.

Ein paar tausend Jahre später allerdings besserte sich die soziale Situation der frühen Medicusse, und dies verdankten sie einer bahnbrechenden Erfindung: dem Feuer. Nun waren sie nämlich in der Lage, Kräuter zu erhitzen und den Rauch einzuatmen, was zu neuen, revolutionären Diagnosetechniken führte. Hier eine typische Sprechstunde aus dem Jahr 30.000 v. Chr.:

> A R Z T : „Ich sehe ... Geister, die die Seele angreifen ...“

> P A T I E N T : „Ist das nicht eher ein Biss – von vorhin, als mich der Säbelzahntiger angegriffen hat?“

> A R Z T : „Nein! Dämooooooooonen! Und die Geister des Waldes! Sie sind überall! ÜBERALL!!“

> P A T I E N T : „O Gott. Was soll ich tun?“

> A R Z T : „Die Geister besänftigen – durch Ausspucken und sich in Mammutscheiße wälzen.“

Die Mediziner nannten sich nun Schamanen, und für die nächsten 30.000 Jahre waren alle mit der Situation zufrieden. Dann begann die Antike, und die Leute begannen, die Sache mit den Waldgeistern skeptisch zu sehen. Dazu kam, dass zwar endlich die griechische und lateinische Sprache erfunden worden war – aber zum Entsetzen der Ärzte sprachen die auch alle anderen:

**ARZT** : „Video fractio humeri sub processus coradoideus et vulnus lacero-contusum cruris et discissio tendinis musculi tibialis anterioris, etiamnum laesiones et contusiones. Commendo usus salivae et applicatio lutum elefantis."

**PATIENT** : „Intellego totaliter."

Das waren natürlich niederschmetternde Erfahrungen für die Ärzte. Doch im Laufe der Zeit entwickelte sich die Medizin weiter: Die Erreger für Pest, Tuberkulose und Cholera wurden entdeckt, ebenso Antibiotika. Man erfand Röntgenstrahlen, Computertomografie und Ultraschall, moderne Anästhesie und minimal-invasive Operationen – die wichtigste Neuerung aber war: Die Leute hörten endlich auf, Latein und

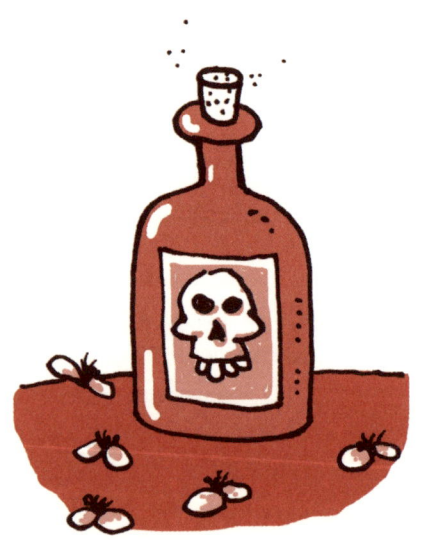

Griechisch zu lernen. Dadurch gewannen die Ärzte endlich die ihnen zukommende Anerkennung zurück. Hier eine typische Sprechstunde im Jahr 2014:

P A T I E N T : „Herr Doktor, ich …"

A R Z T : „Ah, ich sehe schon: Eine Fraktur des Humerus unterhalb der Scapula, genauer gesagt des Processus coradoideus und mehrere Vulnera morsum felis, darunter eine Vulnus lacero-contusum cruris et discissio tendinis musculi tibialis anterioris, außerdem Läsionen, Kontusionen und Hämatome."

P A T I E N T : „???"

A R Z T : „Ich schreibe Ihnen ein ganz neu-artiges Medikament auf. Die Inhaltsstoffe sind extrahiert aus menschlichem Speichel und Büffelkot."

P A T I E N T : „Danke, Herr Doktor! Was würden wir nur ohne die moderne Medizin anfangen?!"

# DIE KNOBEL-ECKE

Eine neunköpfige indische Großfamilie hat zusammen 14 Nieren. Wie viele Nieren bleiben übrig, wenn sich die Familie ein neues Auto leisten möchte?

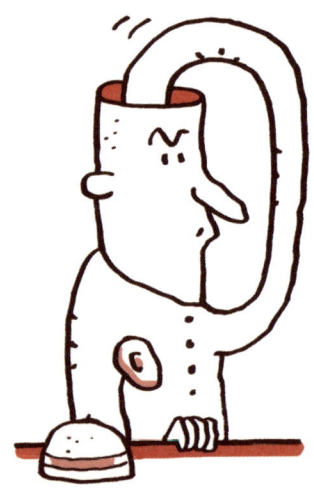

# DIE WICHTIGSTEN DEUTSCHEN ARZTSERIEN

Ärzte und Fernsehen, das gehört einfach zusammen. Nach dem Krimi ist die Arztserie das zweitbeliebteste Genre im deutschen TV. Der Grund für die immense Beliebtheit der Arztserie sind die dreidimensionalen Charaktere und die inhaltliche Bandbreite, mit der sie die verwöhnten deutschen Zuschauer seit Jahrzehnten in ihren Bann schlagen. Hier noch einmal die packendsten Serien im Überblick:

## DER BERGDOKTOR
(SAT1): Der hilfsbereite und menschlich durch und durch integre Dr. Thomas Burgner, nicht zu verwechseln mit Dr. Thomas Bruckner aus *OP ruft Dr. Bruckner,* praktiziert im fiktiven Ort Sonnenstein in Tirol. Dort muss er beruflich seinen Mann stehen, aber auch viel privates Ungemach aushalten.

## OP RUFT DR. BRUCKNER
(RTL): Der junge, hilfsbereite und menschlich außergewöhnlich integre Herzchirurg Dr. Thomas

Bruckner, nicht zu verwechseln mit Dr. Thomas Burgner aus *Der Bergdoktor,* arbeitet mit seinem Team in dem fiktiven „Medical Center Berlin". Dort muss er so manche heikle Situation überstehen, sowohl privat, als auch beruflich. So zum Beispiel, als der OP einmal statt Dr. Bruckner versehentlich Dr. Burgner rief.

## FÜR ALLE FÄLLE STEFANIE

(SAT1): Die hilfsbereite und menschlich äußerst integre Krankenschwester Stefanie Engel (!) arbeitet in einem fiktiven Krankenhaus in Berlin. Dort hat sie mit so manchen beruflichen und privaten Problemen zu kämpfen.

## IN ALLER FREUNDSCHAFT

(ARD): Der hilfsbereite und menschlich absolut integre Chefarzt Dr. Roland Heilmann (!) und die extrem hilfsbereite Belegschaft der fiktiven Sachsenklinik in Leipzig müssen lernen, mit einer Reihe beruflicher und privater Probleme umzugehen.

## DER LANDARZT

(ZDF): Dr. Karsten Mattiesen ist der hilfsbereite und menschlich überaus integre Arzt im fiktiven Ort Deekelsen in Schleswig-Holstein. Hin und wieder hat er berufliche Probleme, mit denen auch private Spannungen einhergehen. Weil er dabei verbal ziemlich hinlangt, wurde er bei einer Autogrammstunde am 11.3.1988 von zwei

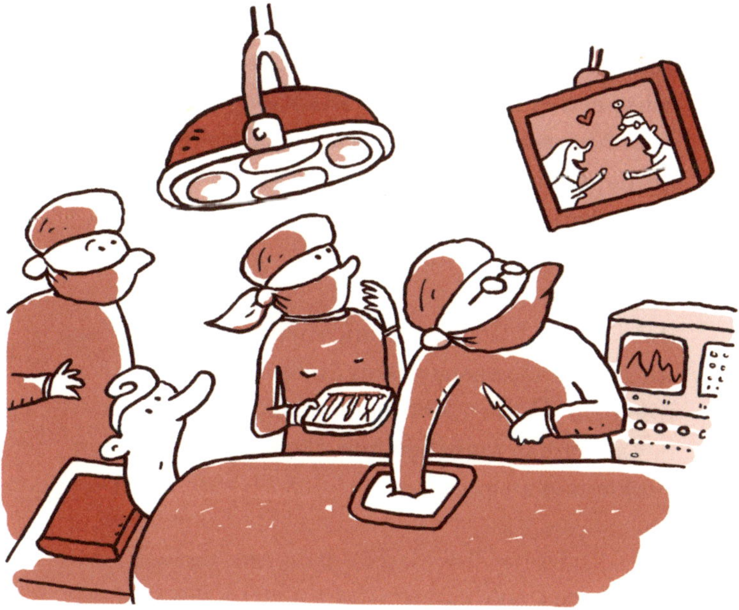

angetrunkenen Zeugen Jehovas als „Der Landarsch"
verhohnepipelt.

### PRAXIS BÜLOWBOGEN

(ARD): Im Mittelpunkt steht die Praxis des allzeit
hilfsbereiten und menschlich hochgradig integren
Dr. Peter Brockmann im realen (!) Berliner Ortsteil
Schöneberg. Neben einigen beruflichen Problemen
muss Brockmann auch diverse private Probleme
meistern.

## DIE SCHWARZWALDKLINIK

(ZDF)[*]: Prof. Klaus Brinkmann, der hilfsbereite und menschlich eminent integre Chefarzt einer fiktiven Klinik im Schwarzwald muss nicht nur berufliche Probleme, sondern auch zahlreiche private Spannungen mit seiner Familie und seiner Geliebten bewältigen.

## DR. STEFAN FRANK – DER ARZT, DEM DIE FRAUEN VERTRAUEN

(RTL): Dr. Stefan Frank ist Chirurg und Frauenarzt und dabei enorm hilfsbereit und ungewöhnlich integer. Beruflich ist immer was bei ihm los. Aber auch privat geht es dank vieler Avancen von Seiten des weiblichen Geschlechts hoch her. Deshalb wurde die Serie auch bekannt als: *Dr. Stefan Frank – Der Arzt, den die Frauen versauen.*

---

[*] *Die Schwarzwaldklinik* wurde in 38 Länder verkauft, u. a. nach Südafrika. Aufgrund der Tatsache, dass es sich bei der Schwarzwald-Klinik um ein gut erreichbares und modern ausgestattetes Krankenhaus mit mehreren Ärzten handelt, lief sie dort als Science-Fiction-Serie.

# BERÜHMTE ÄRZTE

**DOC HOLLIDAY** Bekannt für seine minimal-invasive Operationstechnik, zu deren Ausführung er in der Regel einen 38er Smith & Wesson-Revolver benutzte. Von ihm stammt der berühmte Satz: „Kleine Löcher – große Wirkung."

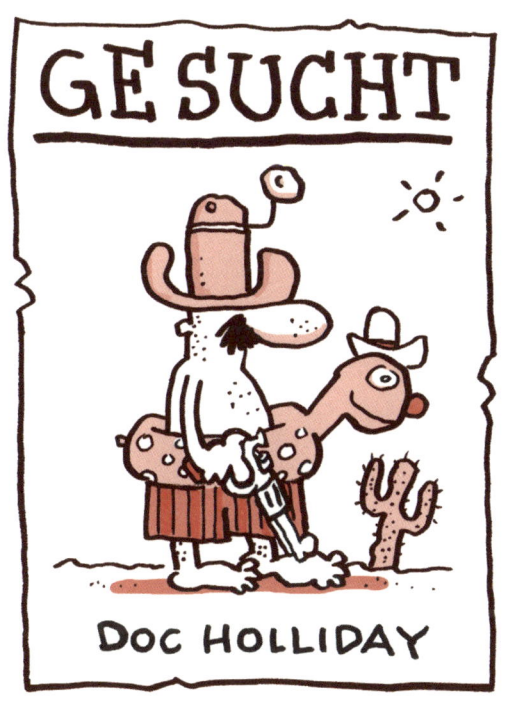

**DOKTOR SCHIWAGO** Es gibt zwei Dinge, die mit dem berühmten russischen Arzt und Hobby-Omar-Sharif-Darsteller untrennbar verbunden sind: Schmalz und noch mehr Schmalz. Dies und eine Textfassung der berühmten Filmmusik (Schnief da die schneuf) sprechen dafür, dass es sich bei Doktor Schiwago nur um einen Hals-Nasen-Ohrenarzt gehandelt haben kann.

**DOKTOR UDO BRINKMANN** Es gibt zwei Dinge, die mit dem berühmten Schwarzwälder Arzt und Hobby-Sascha-Hehn-Darsteller untrennbar verbunden sind: Schmalz und noch mehr Schmalz. Einziger bekannter Unterschied zu Doktor Schiwago: Brinkmann trägt keinen Oberlippenbart.

**DOKTOR JEKYLL** Behandelte ausschließlich Privatpatienten. Kassenpatienten überließ er seinem Alter Ego *Mister Hyde* und legte damit den Grundstock für das heutige Gesundheitssystem.

**DOC BROWN** Entwickelte den Fluxkompensator, ein Gerät, das es gar nicht gibt. Trotzdem wurde sein Einsatz alleine im Jahr 2013 über 46.000 Mal mit den Krankenkassen abgerechnet. Damit wurde der Fluxkompensator rein statistisch öfter für therapeutische Zwecke benutzt als ein Magnetresonanztomograph, aber geringfügig seltener als Doktor Proktors Pupspulver.

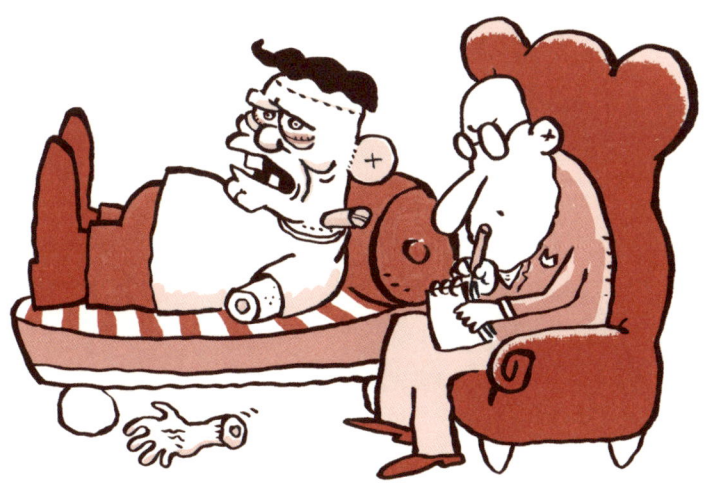

**DOKTOR FRANKENSTEIN** Vorreiter der modernen Schönheitschirurgie. Fand etliche Nachahmer. So z. B. die Schönheitschirurgen von Michael Jackson, Brigitte Nielsen und Sascha Hehn.

**DOC MARTENS** Ist eigentlich gar kein Doktor, sondern eine Schuhmarke. Aber trotzdem viel berühmter, als es die meisten Mediziner jemals sein werden und von daher wert, in diese Liste mit aufgenommen zu werden.

**DOKTOR SOMMER** Spezialgebiet Pickel und Bäbä untenrum. Veröffentlichte von 1969 bis 1984 in der Medizinfachzeitschrift *Bravo* Auszüge seiner Doktorarbeit zum Thema „Kann man von Küssen schwanger werden, und wenn ja, wie kriege ich ein Kondom über die Zunge?"

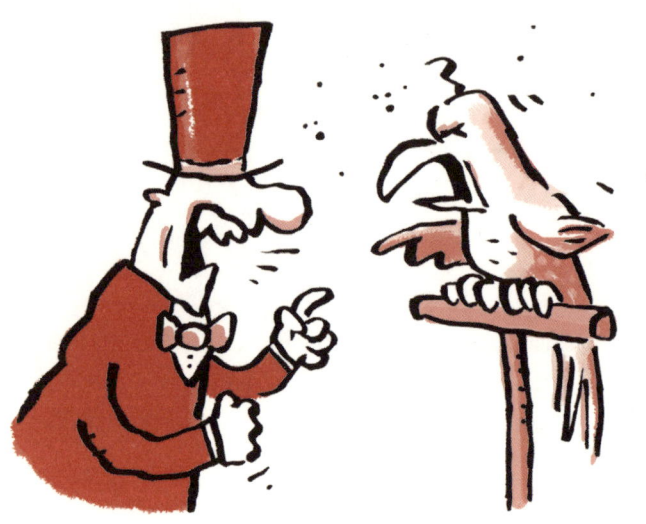

**DOKTOR DOLITTLE** Kann mit Tieren reden und ist deshalb der einzige bekannte Arzt, der den Dünndarm eines Patienten mithilfe eines Bandwurms untersuchen kann. „Sag mal, Wurm. Um dich herum alles okay?" – „Ja klar. Nur da vorne auf Höhe Darmmeter 12 ist 'ne kleine Entzündung." – „Super, dann weiß ich Bescheid. Danke, Kollege." – „Nix für ungut, aber sag dem Patienten mal, er soll was essen, ich krieg hier drin langsam Kohldampf, und bitte nicht wieder so einen Krankenhausfraß!"

**DR. NO** Vorsitzender der Organisation GOF-TER (Geheimorganisation für Terror, Erpressung und Rache), eine Art Vorläufer der Ärztegewerkschaft Marburger Bund.

**DOKTOR MABUSE** Falls Sie mit diesem Namen die Begriffe „Kinobesuch" und „Premierenvorstellung" verbinden, sollten Sie darüber nachdenken, langsam mal das Skalpell zur Seite zu legen und in Pension zu gehen.

**DOCTOR SNUGGLES** Zusammen mit seinen Kollegen *Dennis, der Drache* und *Knabber, die Maus* sorgte er Anfang der 80er dafür, dass es im Deutschen Kinderfernsehen noch langweiliger zuging als im Wartezimmer einer Facharztpraxis für Geriatrie.

**DR. HONIGTAU BUNSENBRENNER** Zusammen mit seinen Kollegen von der *Muppet Show* sorgte er für ein unterhaltsameres Kinderfernsehen und somit dafür, dass die Wartezimmer geriatrischer Facharztpraxen wieder frei von Kindern wurden.

**DOKTOR EISENFAUST** Kann einen Patienten ohne Einsatz eines Anästhetikums innerhalb weniger Sekunden in Vollnarkose versetzen. Nebenwirkungen: Blumenkohlohren und Matschbirne. Also nichts Weltbewegendes.

**DOKTOR BOB** Eine Art Seelenklempner für C-, D-, E-, F-, G-, H- und I-Promis, die unter Minderwertigkeitsgefühlen leiden und dies durch den öffentlichen Verzehr von Kakerlaken zu kompensieren suchen. Doktor Bob ist um seinen Job nicht zu beneiden!

# KURZKRIMI

So etwas hatte Kommissar Jeff Carter noch nicht gesehen. Der Tote auf dem Krankenhausflur war über das Treppengeländer im zweiten Stock gestürzt und lag jetzt verdreht wie ein Korkenzieher in einer riesigen Blutlache. Der hintere Teil seines Kopfes war weggeplatzt und der vordere ... lächelte! Die Welt war einfach verrückt – durchgedreht wie ein Straßenköter, dem man einen Silvesterböller an den Schwanz gebunden hat, dachte Carter.

Bill Smith, Carters Assistent blätterte in seinem Notizblock. „Das Opfer ist Jeff Kendall, 28, Assistenzarzt. Ich habe mit Isabel Sprout gesprochen, der Pflegedienstleiterin: Gestern Abend um 20 Uhr hat er eine 18-stündige Schicht beendet und hätte zum Zeitpunkt seines Todes um vier Uhr morgens längst zu Hause sein müssen. Um diese Zeit hat Ivy Moore, eine der Schwesternschülerinnen, einen Schrei gehört und dann sofort Kate Bingham, die diensthabende Ärztin, gerufen. Die beiden haben ihn dann hier gefunden."

Carter sah wieder auf die lächelnde Leiche. „Verdammt, man fällt doch nicht einfach so über ein Geländer. Außer jemand hilft nach."

Smith nickt eifrig. „Ein Stoß oder ... Gift ... ein Schwindel und dann ... zack! Und ich denke, ich weiß auch schon, wer der Täter ist. Oder besser: Die Täterin."

Smith zog triumphierend eine winzige dünne Kladde aus einem durchsichtigen Plastiktütchen und schlug sie auf. „Der Terminkalender des Toten. Für heute nacht gibt's nur einen Eintrag ..."

Carter pfiff leise durch die Zähne und warf einen Blick in die Kladde. Ein Name war säuberlich in Blockbuchstaben eingetragen: Kimiko.

„Eine Japanerin. Dem Pack traue ich alles zu." Smith klappte das Notizbuch zusammen.

Carter sah zu dem Toten hinüber: braungebrannt, ebenmäßiges Gesicht – zweifellos ein Frauentyp. Da rissen Schritte Carter aus seinen Gedanken: Die Stationsschwester, eine stämmige Frau Mitte 40, trat ein.

„Gut, dass wir Sie sprechen können. Beschäftigen Sie Personal mit ausländischer Herkunft hier?"

„Ja – mich. Mein Name ist Olivia Sanchez."

Ihre Stimme war wie Eis. Carter und Smith wechselten einen peinlich berührten Blick.

„Nun, ich dachte eigentlich an jemanden aus Übersee – aus Japan. Könnte sich Dr. Kendall mit so einer

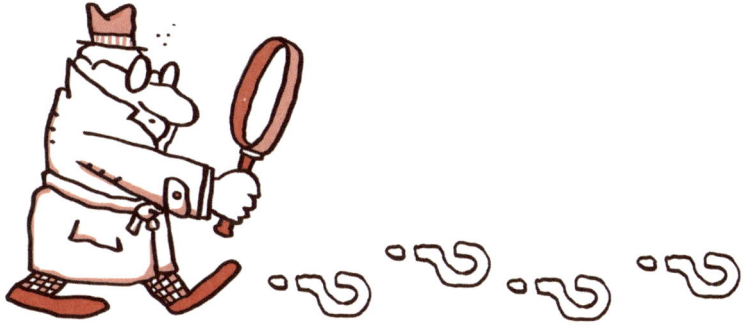

Person heute Nacht getroffen haben? Zum Beispiel im Ruhezimmer?"

Der Blick der Matrone wurde noch härter, ihr Mund schmal wie ein Strich.

„Die Erzählungen über das, was angeblich in Ruhezimmern passiert, sind maßlos übertrieben."

Carter seufzte. So kam er nicht weiter. „Wer hatte denn heute um vier Uhr noch Dienst?"

„Ich habe zusammen mit Kristen, der zweiten Schülerin, die Medikamente vorbereitet. Und Marilyn, die Nachtschwester, hat ihre Runden gemacht." Sie deutete auf die junge Frau, die auf einem Stuhl in der Ecke saß und in ihr Taschentuch schluchzte.

„Kein Alibi, dazu noch hysterisch", lächelte Smith. „Ein Gespräch mit ihr könnte aufschlussreich sein." Carter schüttelte den Kopf. „Lassen wir sie trauern, Smith. Ich denke, ich weiß bereits, was passiert ist."

Was hat Kommissar Carter herausgefunden?

LÖSUNG

Es gab gar keine Japanerin – Dr. Kendall hatte die Namen seiner Gespielinnen, mit denen er verabredet war, in seinem winzigen Kalender einfach abgekürzt: KIMIKO – Kristen, Ivy (die Schwesternschülerinnen), Marylin (die Nachtschwester), Isabel (die Pflegedienstleiterin), Kate (die diensthabende Ärztin) und Olivia (die Stationsschwester). Damit erklärt sich auch sein Tod: Kendall hatte in den acht Stunden nach seiner 18-Stunden-Schicht sechs Frauen im Ruhezimmer vernascht. Kein Wunder, dass er vor lauter Schwäche über das Treppengeländer gestürzt war – und kein Wunder, dass er im Tod noch lächelte.

# DIE BELIEBTESTEN
# SONGS

Ärzte stehen unter Dauerstress. Deshalb suchen viele von ihnen nach Wegen, sich auch während der Arbeit zu entspannen und haben es sich zur Gewohnheit gemacht, bei Untersuchungen oder OPs Musik laufen zu lassen. Auch im Umgang mit den Patienten hat sich diese Methode bewährt. Wenn zum Beispiel ein Kassenpatient beim Radiologen einen Termin für eine Computer-Tomografie vereinbaren möchte, wird im Wartezimmer gerne *Irgendwie, irgendwo, irgendwann* von Nena gespielt. Wir haben die beliebtesten Songs zusammengestellt, eine entsprechende CD ist bereits in Planung.

## 1. KARDIOLOGE

- EIN HERZ KANN MAN NICHT REPARIEREN (Udo Lindenberg).

- Die HERZ-SCHMERZ-POLKA (Florian Silbereisen) bei starken Rhythmusstörungen.

- DEIN IST MEIN GANZES HERZ (Heinz-Rudolf Kunze) für den Patienten vor der Organentnahme.

## 2. CHIRURG

- **THE FIRST CUT IST THE DEEPEST** (Cat Stevens).

- **SMOOTH OPERATOR** (Sade).

- **EIN BISSCHEN SPASS MUSS SEIN** (Roberto Blanco). Dieser Song gilt als Trumpfkarte bei versehentlichen Amputationen. Das fälschlicherweise abgetrennte Körperteil benutzt der Arzt dabei gerne als Requisite für seine spontane Tanzeinlage.

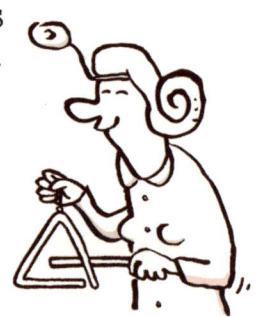

## 3. ZAHNARZT

- **ÜBER SIEBEN BRÜCKEN MUSST DU GEH'N** (Peter Maffay) beim Einsetzen von Goldimplantaten auch gerne das Original der Gruppe Karat.

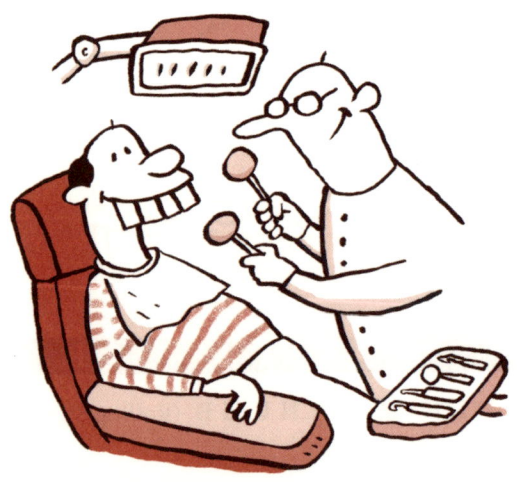

## 4. PALLIATIVMEDIZINER

- THE FINAL COUNTDOWN (Europe) und TIME TO SAY GOODBYE (Bocelli / Brightman).

## 5. GYNÄKOLOGE

- PUTTIN' ON THE RITZ (Irving Berlin) für russische Gynäkologen: PUTIN ON THE RITZ.

## 6. PSYCHIATER

- MY BABY, BABY, BALLABALLA (Chubby Checker).

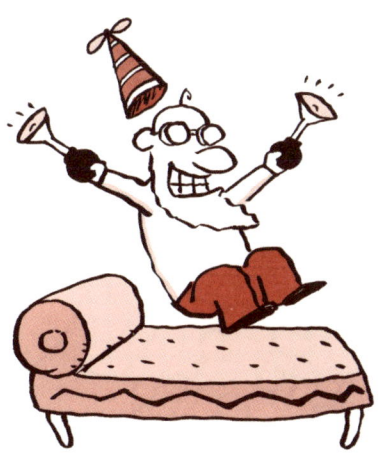

## 7. AKUPRESSUR

- UNDER MY THUMB (Rolling Stones).

## 8. SEXUALTHERAPEUT

- **COME TOGETHER** (Beatles).

## 9. UROLOGE

- **KILLING ME SOFTLY** (Roberta Flack) mit der Textzeile: „Strummin' my pain with his fingers ..." bei schmerzhaften Prostatauntersuchungen.

- **GOLDFINGER** (Shirley Bassey) bei Prostatauntersuchungen von Privatpatienten.

- **BRIDGE OVER TROUBLED WATER** (Simon & Garfunkel) oder **DIE PERFEKTE WELLE** (Juli) beim Setzen eines Urinkatheters.

## 10. PROKTOLOGE

- **RING OF FIRE** (Johnny Cash) bei schmerzhaften Hämorrhoiden.

- **THE LONG AND WINDING ROAD** (Beatles) bei komplizierten Darmspiegelungen.

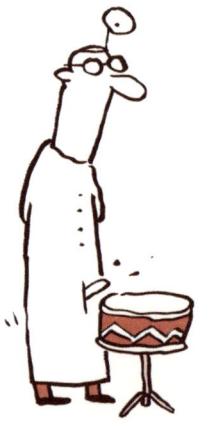

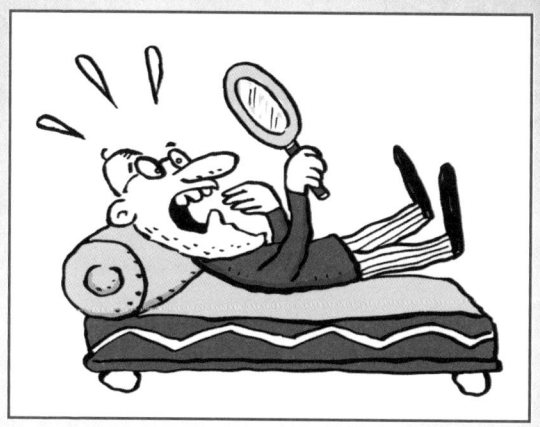

# PSYCHOTEST
## FÜR PSYCHIATER

**V**iele angehende Ärzte sind unsicher, in welche Richtung sie sich am Ende ihrer Ausbildung spezialisieren sollen. Für alle jene, die in Betracht ziehen, eine Karriere in der Psychiatrie einzuschlagen, hier ein Test, der Ihnen sagen soll, ob Sie die richtige Wahl getroffen haben.

**Frage 1: Was war früher Ihre liebste Comicfigur?**

**a** Donald Duck.

**b** Tim und Struppi.

**c** Das schmetterlingsartige Tintenklecksmonster aus dem Rohrschach-Test.

**Frage 2: Sie sind als Kind von Ihren Eltern beim Süßigkeiten-Klauen erwischt worden.**
**Auf wen haben Sie die Schuld abgeschoben?**

**a** Auf Ihren Bruder. Sie selbst haben ja nur Schmiere gestanden.

**b** Auf die Eltern. Hätten sie nicht die Süßigkeiten versteckt, wäre es nie zu diesem Diebstahl gekommen.

**c** Auf Ihr Über-Ich, das als moralische Kontrollinstanz versagt und sich mit Ihrem triebhaften Es verbündet hat. Das bewies damals eindeutig, dass Sie von jeder Schuld freizusprechen waren.

**Frage 3: Wie verlief Ihr erstes Date mit einem Mädchen?**

**a** Das Date war ein Reinfall: Ich war sehr schüchtern und habe kaum ein Wort herausbekommen.

**b** Das Date war ein Reinfall: Ich war extrem draufgängerisch und habe mich komplett danebenbenommen.

**c** Das Date war ein voller Erfolg: Bei dem Mädchen lag eine faszinierende Störung vor – ein schwerer Vaterkomplex zusammen mit einer Reihe von neurotischen Symptomen. Ich führte eine sorgfältige Anamnese durch, konnte ihr die Namen einiger angesehener Therapeuten nennen und so eine Erfolg versprechende Behandlung einleiten.

**Frage 4: Was dachten Sie, als Sie nach dem ersten Sex (mit einem anderen Mädchen) im Bett lagen?**

**a** Hurra, jetzt bin ich endlich ein Mann!

**b** Ich glaube, es war richtig, das Gespräch über meine Mutter-Fixierung auf nachher zu verschieben.

**c** O mein Gott, erst habe ich Sex mit einer Frau, und jetzt rauche ich auch noch diese Zigarette, die ganz offensichtlich ein Phallussymbol ist! Was stimmt nicht mit mir?? Bin ich ein triebhaftes Schwein?

**Frage 5: Was ist Ihr Lieblingssprichwort?**

**a** Des einen Leid, des anderen Freud.

**b** Jung gefreit, stets bereut.

**c** Wenn die Hühner zu lustig werden, ist der Adler nicht weit.

**d** Arm und Reich, der Tod macht alle gleich.

Richtig sind:
Frage 1–3: Antwort c), Frage 4: Antwort b) oder c),
Frage 5: Antwort a), b,) c) und d).
Für jede Frage mit mindestens einer richtigen Antwort
gibt es einen Punkt.

**0–1 Punkte: Himmel, Sie können eine bipolare Störung nicht von einer Sommergrippe unterscheiden. Wie kommen Sie auf den Gedanken, Sie hätten Eignung zum Psychiater? Sie sollten sich mal untersuchen lassen!**

**2–5 Punkte: Nicht schlecht, offensichtlich haben Sie das Zeug dazu, in der Psychiatrie tätig zu werden. Darauf ein paar gute Tröpfchen Neurocil!**

**6 Punkte: Sex Punkte?? Ach ja?! So viele Punkte gibt es gar nicht! Offensichtlich sind Sie zwanghaft auf Sex fixiert, Sie Ferkel. Glückwunsch – Sie sind der perfekte Mann für den Job!**

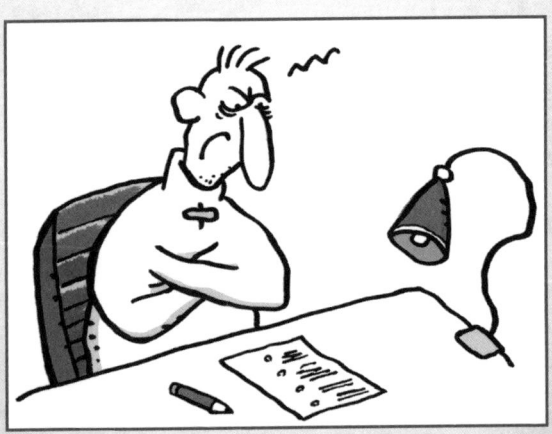

# INTERVIEW MIT
# SIGMUND FREUD

Psychiater haben von Jahr zu Jahr mehr zu tun. Das liegt an der fortschreitenden Verweichlichung der Gesellschaft. In den 1950er-Jahren hörte man noch Sätze wie: „Deine Frau und deine vier Kinder sind bei einem Unfall ums Leben gekommen? Kein Grund, sich hängen zu lassen!" Heute ist schon ein kleiner Kratzer im Neuwagen ein legitimer Grund, sich in eine mehrjährige Psychotherapie zu begeben. Schuld an dieser Entwicklung ist Sigmund Freud, der vor gut 100 Jahren die westliche Welt von einer völlig unreflektierten, aber glücklichen in eine reflektierte, komplett depressive Gesellschaft verwandelt hat. Anlass genug, mal mit dem Mann zu reden.

Guten Tag, Doktor Freud. Gleich zu Beginn eine etwas persönliche Frage: Dieses Bärtchen, das Sie tragen, das kennt man doch sonst nur von asexuellen Wesen wie Englischlehrern, Postbeamten oder gewerkschaftsnahen SPD-Politikern.

*Das stimmt, aber unerklärlicherweise fliegen die Wiener Weiber auf so was. Ich vermute, der Bart erinnert sie an ihre Väter.*

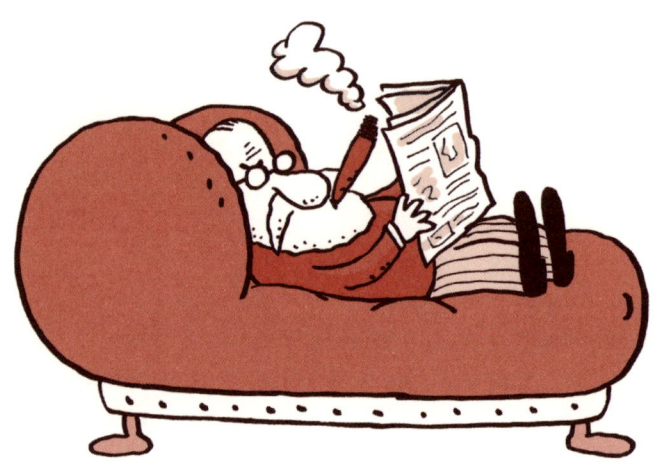

Der klassische Ödipuskomplex …

*Keine Ahnung. Ich hab' den Ödipus nie gelesen, aber ich fand, zusammen mit „Komplex" klingt der Name einfach super. Und warum die Weiber mit mir in die Kiste gehen, ist mir ehrlich gesagt ziemlich schnurz. Hauptsache, sie tun es.*

Das gilt offenbar auch für Ihre Frau Martha, mit der Sie ein halbes Dutzend Kinder in die Welt gesetzt haben. Doktor Freud, sind Sie sexbesessen?

*Überhaupt nicht. Ich hatte ja noch nie Sex, weder mit Martha noch mit irgendwelchen anderen Frauen.*

Sondern?

*Das war mein „Es", das kleine Ferkel. Wenn das „Es" die Überhand gewinnt, dann wird geschnackselt, bis der Arzt kommt. Aber das bin nicht ich.*

Verstehe. Wo wir gerade beim Triebhaften sind. Ihnen wird auch eine gewisse Affinität zu Drogen nachgesagt.

*Affinität ist was für Amateure. Ich bin Profi! Ich kokse und spritze, bis die Synapsen qualmen! Sonst wäre ich doch nie auf so abgefahrene Wörter gekommen wie „Triebsublimation" oder „Analphase".*

Sie haben noch eine Sucht. Man sagt, Sie rauchen 20 Zigarren am Tag …

*Das ist keine Sucht. Zigarren sind ein Phallussymbol, und durch das Rauchen verbrenne ich sinnbildlich 20-mal am Tag einen Phallus. Das wirkt Wunder gegen meinen Penisneid.*

Ach? Ich dachte, den haben nur Frauen.

*Normalerweise schon. Aber neulich hab' ich meinem Kollegen C.G. Jung zufällig beim Pinkeln auf seine Gewürzgurke geschaut. Dagegen sieht eine Boa Constrictor aus wie 'ne Blindschleiche. Auf das Teil wäre jeder Mann neidisch.*

Und Sie sind wirklich nicht sexbesessen?

*Mein Gott! Haben Sie denn kein anderes Thema?!*

Doch klar. Sie haben mal von den drei großen Kränkungen der Menschheit gesprochen: Durch Kopernikus erfuhr der Mensch, dass die Erde nicht der Mittelpunkt des Weltalls ist, durch Darwin, dass er vom Affen abstammt, und durch Sie, dass er nicht einmal mehr Herr über sich selbst ist. Daran möchte ich zwei Fragen anknüpfen: Welche Kränkung war die schlimmste? Und: Sind Sie sexbesessen?

*Jetzt reicht's! Was denken Sie sich eigentlich?*

Ich denke gar nichts.

*Sagen Sie mir nicht, was Sie denken.*

Na gut ... Sie sind also nicht sexbesessen?

*Nicht im Mindesten. Sie können mich gerne testen.*

Okay. Ich gebe Ihnen ein Stichwort, und Sie assoziieren einfach drauflos.

*Nur zu.*

Das erste Stichwort lautet: Maria.

*Jungfrau.*

C.G. Jung?

*Riesenpimmel.*

Freudsche Versprecher?

*Gibt es nicht.*

Drei plus vier?

*Sex.*

Doktor Freud, danke für das Gespräch.

*Titte.*

# DIE FÜNF BELIEBTESTEN
# FILME FÜR
## PALLIATIVMEDIZINER

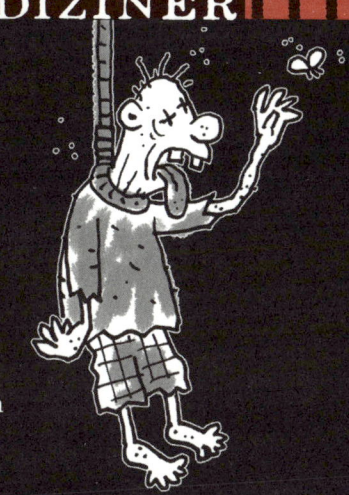

### EIN ZOMBIE HING AM GLOCKENSEIL

Ein Film, der sich auf einfühlsame Weise mit dem Leben nach dem Tode auseinandersetzt.

### DIE HARD

Ein Film, der sich auf einfühlsame Weise mit dem Leben kurz vor dem Tode auseinandersetzt.

### LEBEN UND STERBEN LASSEN

Ein Film, der sich auf einfühlsame Weise mit dem Thema Sterbehilfe auseinandersetzt.

### STIRB AN EINEM ANDEREN TAG

Ein Film, der sich auf einfühlsame Weise mit dem Thema Sterbehilfe auseinandersetzt und dabei die Frage aufwirft, ob man nicht besser noch ein paar Tage  damit warten soll.

### SAW

Ein Film, der sich auf einfühlsame Weise mit dem Thema Organentnahme unter ästhetischen Gesichtspunkten auseinandersetzt.

# ERINNERUNG AN EINEN DICHTENDEN MEDIZINER

Tschechow, Büchner, Conan Doyle, Döblin – die Literaturgeschichte ist voller Mediziner, die das Skalpell mit der Feder vertauschten. Wir wollen uns an einen von ihnen erinnern: Waldemar Knofel (1929-2013), Arzt und Dichter, ein Epigone Gottfried Benns, welcher die Einschätzungen über seinen Berufsgenossen in der ihm eigenen Lakonie auf einen Nenner brachte, als er etwa 1950 sagte: „Knofel? Kenn ich nicht. Was ist das denn für ein bescheuerter Name?!"

Zu diesem Zeitpunkt hatte Waldemar Knofel sein Medizinstudium bereits fast abgeschlossen, aber schon lange die Liebe zur Dichtkunst in sich entdeckt. Ende der vierziger Jahre traute er sich erstmals ans Licht der Öffentlichkeit und konfrontierte die junge Nachkriegsrepublik mit seinem zornigen Frühwerk, in dem er seine Praktikumszeit in der Podologie verarbeitete:

*„Ach und weh – Aua am Zeh"*

Roh und unbehauen in der Form, hielt Knofel hier exemplarisch dem Deutschland der Wiederaufbaujahre einen Spiegel vor. Kein Wunder, dass er ein extremer Außenseiter blieb. 1951 versuchte er, der

Gruppe 47 beizutreten. Auf deren jährlichen Treffen stellte er – uneingeladen – seinen soeben fertiggestellten dentallyrischen Versuch vor:

*„Rubbeldikatz – Zahnersatz"*

Doch Knofel fiel mit seiner Lesung durch: Günther Eich, der Scherzbold der Gruppe, hatte Knofel ein extrem klebriges Karamelbonbon angeboten, sodass dieser nur bis „Rubbeldi" kam und den Höhepunkt des Poems schuldig bleiben musste, während er verzweifelt versuchte, mit den Fingern die Karamelmasse aus seinen Zahnzwischenräumen zu pulen. Heinrich Böll schilderte die Szene in seinen Memoiren als „das unwürdigste Schauspiel, dem ich jemals beiwohnen musste".

Somit blieb der kommerzielle Erfolg aus und Knofel weiter als Stationsarzt in Bückeburg tätig. Die gesamten fünfziger Jahre hindurch widmete er sich dem, was heute als die „Jetzt oder nie"-Trilogie in den Kreisen seiner Anhänger[*] legendären Status erlangt hat. Hier schildert er die Wirklichkeit des Klinikalltags in radikaler Poesie und kritisiert zugleich die Rückständigkeit seiner Kollegen. Zuerst erschien 1954 das revolutionäre Hauptwerk:

*„Jetzt oder nie – Koloskopie"*

---

[*] Hierbei handelte es sich im Wesentlichen um seine Mutter und seine achtjährige Nichte, so dass man – legt man die Regeln der Geometrie zugrunde – streng genommen nicht von den Kreisen, sondern bestenfalls von der Linie seiner Anhänger sprechen kann.

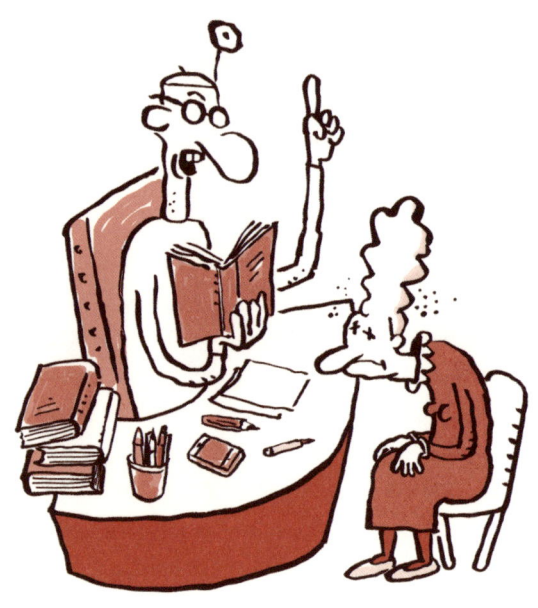

Hier legte Knofel mit bis dahin unerreichter Virtuosität symbolisch eine schonungslose Anklage gegen die innere Lähmung in der Wirtschaftswunderzeit vor. Im Folgejahr verschärfte sich sein Tonfall, als er einer unverständlicherweise völlig desinteressierten Öffentlichkeit den zweiten Teil der Trilogie vorlegte:

*„Jetzt oder nie – Gastroenterologie"*

Der ausbleibende Erfolg entmutigte Knofel nicht, auch wenn er sich für mehrere Jahre aus dem Literaturbetrieb zurückzog, um sich dem dritten und finalen Teil der großen Trilogie zu widmen. 1959 schließlich hatte er den letzten Feinschliff beendet und schenkte der Welt jene Zeile, mit der er seine Kollegen und uns alle aufzurütteln versuchte:

*„Jetzt oder nie – Dopplersonografie"*

Auch diesmal blieb Knofels Stimme ungehört. Anfang der sechziger Jahre versuchte er noch einmal, in die Gruppe 47 aufgenommen zu werden. Diesmal kaufte er sich eine Pfeife und einen falschen Schnäuzer und gab sich als Günter Grass aus, doch als Nichtraucher reizte ihn der Pfeifenrauch zu zahlreichen verdächtigen Hustenanfällen. Die Ankunft des echten Günter Grass verschlimmerte die Lage dann noch, zumal dieser vor einem eilends zusammengestellten Autoren-Tribunal zahlreiche Fragen aus seinem Privatleben korrekt beantworten konnte (auf diese Art erfuhren Wolfdietrich Schnurre und Uwe Johnson endlich, wer der Unbekannte war, der ihre Gattinnen flachgelegt hatte).

Diese Rückschläge trieben Waldemar Knofel mehr und mehr zur Erforschung der Tiefen der Seele. Dabei beobachtete er die erschreckenden Zustände in psychiatrischen Kliniken. Diese Beschäftigung gipfelte Anfang der siebziger Jahre in einem epochalen Gedicht mit dem Titel „Postnatale Depressionen, ein Behandlungskonzept":

*„Eine Pille und acht Bierchen*
*Geben Mami ihr Pläsierchen.*
*Und nuckelt der Säugling an der Mamille,*
*Ist er ebenfalls schnell knülle."*

Der unverstellt-resignierte, gleichsam erbarmungslose Blick, den der Poet hier auf die Missstände der klinischen Psychiatrie und damit auch auf unsere gesamte Gesellschaft warf, brachte ihm bundesweite

Ablehnung ein, die sich in totaler Nichtbeachtung manifestierte. Knofel seinerseits spürte das langsame Erlahmen seiner schöpferischen Kraft und widmete sich mit mehr Ehrgeiz als zuvor seiner medizinischen Karriere als niedergelassener Arzt in seiner Praxis im Hochsauerlandkreis. Nur noch einmal trat er aus dem Dunkel der Vergessenheit, mit einem melancholischen Alterswerk:

*„Mann, Sie haben doch wirklich nur*
*leicht erhöhte Temperatur" (1998)*

Wieder der Blick des Mediziners, doch diesmal versöhnlich, sanft-ironisch, oder – wie seine Kritiker sagen würden – abwieglerisch. Ein letztes Aufbäumen des Altmeisters, doch ohne die innovative, bilderstürmerische Kraft, die seine Werke über Dekaden ausgezeichnet hatte. Für die breite Öffentlichkeit war Knofel jetzt schon tot.

Im Februar 2013 schied Waldemar Knofel, der „Kunstfehler der Poesie", freiwillig aus dem Leben, indem er ein Spekulum verschluckte, das er aus der Praxis eines befreundeten Gynäkologen entwendet hatte. Ganz, wie er es in einem Frühwerk aus dem Jahr 1949 vorausgesehen hatte:

*„Das Spekulum, das Spekulum,*
*Das schmeckt nicht gut und bringt mich um."*

Wir erschauern.

# WAS MACHE ICH EIGENTLICH, WENN ICH MICH SELBST MAL KRANK FÜHLE?

Und das passiert gar nicht mal so selten, denn Ärzte sind ausgewiesene Hypochonder. Das ist logisch, denn niemand kennt sich mit Krankheiten so gut aus wie sie. Im Grunde hätte die gesamte Ärzteschaft durch sich selbst schon so viele Patienten, dass sie eine autarke Gemeinschaft bilden würde und auf Patienten von außen ganz verzichten könnte – *wenn* Ärzte im Krankheitsfall denn einen Arzt konsultieren würden. Aber das tun sie in den seltensten Fällen. Der Grund liegt auf der Hand. Sie wissen ja, wer in den weißen Kitteln steckt: im Grunde nur Klempner für den menschlichen Körper. Und wie bei den Klempnern in Blau ist es auch bei den Klempnern in Weiß ein reiner Glücksfall, auf einen zu treffen, der eine Verstopfung zuverlässig zu beseitigen weiß.

Was macht also der Arzt, der kränkelt? Er behandelt sich selbst. Wie der Hausmann, der beim Versuch, den Waschbeckenabfluss zu entstopfen, den Siphon lieber selber abbricht, als ihn vom Klempner abbrechen zu lassen. („Der muss neu. War eh schon alt.")

Bei kleineren Wehwehchen funktioniert die Selbsttherapie ja noch. Aber schon der Versuch, die eigene Prostata nach Lehrbuch zu ertasten, stellt viele Ärzte vor große Probleme und führt – falls sie es dennoch versuchen – unweigerlich zu einem Besuch beim Orthopäden. (Und die sind ja die Schlimmsten, wie jeder weiß.) Doch woran erkennt der Arzt, dass es nun endlich Zeit wird, selber mal zum Arzt zu gehen?

# 10 ANZEICHEN,

## AN DENEN SIE ERKENNEN, DASS SIE DRINGEND SELBER ZUM ARZT MÜSSEN

**1** Das Aufpumpen einer Blutdruckmanschette bringt Sie augenblicklich an die Grenzen Ihrer körperlichen Kräfte. (Und dabei müssen Sie nur einen Knopf drücken. Für das manuelle Aufpumpen fühlen Sie sich schon seit Monaten zu schlapp.)

**2** Nachdem Sie einem Patienten die Hand gegeben haben, bittet er Sie um ein Fläschchen Sterillium, um sich die Hände damit zu desinfizieren.

**3** Ihr Tinnitus ist so laut, dass Ihre Patienten anfangen, sich über den Lärm in Ihrer Praxis zu beschweren.

**4** Mit Ihrem Schüttelfrost eignen Sie sich nur noch für Arbeiten im Labor: als Reagenzglas-Schüttler.

**5** Ihre Lymphknoten sind so dick, dass Sie mit den Schwellungen, die über Ihren ganzen Körper verteilt sind, problemlos die Deutsche Meisterschaft im Bodybuilding gewinnen könnten.

**6** Ihre Frau geht nur noch mit Ihnen ins Bett, wenn Sie vorher einen Mundschutz anlegen.

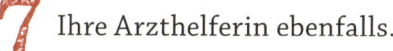

**7** Ihre Arzthelferin ebenfalls.

**8** Beim Blick in den Rachenraum eines Patienten sehen Sie ein grelles, weißes Licht. Natürlich können Sie sich das nicht erklären, bis:

**9** Sie beim Abhören der Herztöne statt des Herzschlags eine sanfte Stimme hören, die Ihnen immer wieder sagt: „Geh in das weiße Licht!"

Das todsicherste Zeichen, einen Arztbesuch nicht weiter auf die lange Bank zu schieben, ist aber:

**10** Man bittet Sie, Ihren Organspendeausweis aus Rücksichtnahme auf den etwaigen Empfänger zu vernichten.

# BLICK IN DIE
# ZUKUNFT

Dienstagmorgen, 8 Uhr. Im übervollen Empfangsbereich der Gemeinschaftspraxis Dres. Bakshi, Singh, Prakash und Bruchmann werden die ersten Wartemarken vergeben. Patient Wolfgang B. (88) ist unzufrieden: „Schöne Scheiße! Ich hab die Nummer 426. Damit bin ich erst morgen Mittag dran! Dabei stand ich heute Nacht schon um 3 Uhr hier bei denen vor der Tür!" Doch Wolfgang B. hat noch Glück. Denn er ist nur wegen eines eingewachsenen Zehennagels beim Arzt. Eine Lappalie gegen die offene Schienbeinfraktur, mit der sich Isolde S. (86) bereits gestern in die Praxis geschleppt hat. Die Frührentnerin ist trotzdem guter Dinge: „Ich bin ja gleich dran. Und ich bin froh, dass ich überhaupt einen Arzt in der Nähe habe. Wenn ich was hab, setz ich mich einfach in den Bus und bin in vier Stunden hier. Meine Mutter ist da deutlich länger unterwegs, wenn die zu ihrer Chemo fährt."

Die Gemeinschaftspraxis ist eine von fünf Praxen, die einen Teil der Schwäbischen Alb ärztlich versorgt. Dr. Singh: „Für eine Fläche von 6.000 Quadratkilometern mit einer Einwohneranzahl von ca. 100.000 Menschen sind fünf Praxen schon weit über dem Durchschnitt. In der Stadt ist das natürlich total anders. Da haben Sie in den Luxusvierteln auf einer Fläche von fünf Quadratkilometern 6.000 Menschen, um die sich 100.000 Ärzte kümmern. Ist ja auch klar. Seitdem wir die Einheitskrankenkasse haben, will erst recht kein Arzt mehr eine Praxis auf dem Land. Da verdient man ja nix mehr." Die Einheitskrankenkasse EFA (Eine für Alle) – eingeführt 2038 von der großen Koalition Piraten/Linke – sollte das Gesundheitssystem gerechter machen. Ein Vorhaben, das durchaus gelungen ist, wie Wolfgang B. meint: „Ich find's ja irgendwie gut, dass man die privaten Versicherungen abgeschafft hat. Das war ja nichts mit dem Zweiklassensystem. Jetzt haben wir eben nur eine Klasse, und in der geht es allen gleich schlecht, denn die EFA bezahlt ja so gut wie nichts mehr."

Geht es wirklich allen gleich schlecht? Dr. Bakshi sieht das anders: „Sehen Sie, wer in der Stadt für ein 400-Quadratmeterloft 8.000 Euro Miete bezahlen kann, der kann sich auch eine Zusatzversicherung leisten. Oder direkt mehrere. Für die Zähne, die Augen, die Ohren, die Milz, den Darm, den Blinddarm, Herz-Lunge, für die Behandlung von Masern, einer Erkältung und so weiter. Das lohnt sich dann wieder für einen Arzt. Aber irgendjemand muss sich ja um die Leute hier auf dem Land kümmern." Dr. Bakshi lächelt Isolde S. an und bittet sie in das Behandlungszimmer. Isolde S. hat wie alle Patienten, die heute in der Praxis sind, keine Zusatzversicherung. Für die Erstversorgung der offenen Schienbeinfraktur erhält Dr. Bakshi von der EFA 2 Euro 49 plus 2 Cent Blutspritzer-Schmutzzulage. Kein Wunder also, dass sich die vier Ärzte zu einer Gemeinschaftspraxis

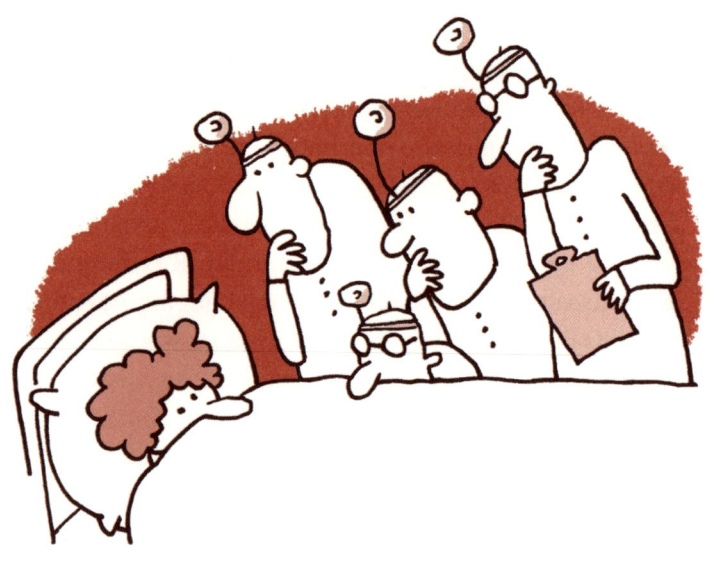

zusammengeschlossen haben, um sich die Praxiseinrichtung zu teilen. Dr. Prakash: „Mit den Praxisräumen hatten wir echtes Glück. Das sind fast 180 Quadratmeter. Davon entfallen rund 30 Quadratmeter auf den Empfang und 135 auf den Wartebereich. Den restlichen Platz nutzen wir komplett für unseren Behandlungsraum." Dr. Prakash wird von einem lauten Schrei unterbrochen. Während das Schienbein von Isolde S. an einem Tisch nebenan mit ein paar beherzten Hammerschlägen wieder in Form gebracht wird, findet auf der Liege gegenüber gerade eine Entbindung statt. Es ist ein Mädchen. Dr. Prakash gratuliert und fährt fort: „Trotzdem müssen wir natürlich sparen, bei dem, was die EFA bezahlt. Gerätemedizin ist da ein teurer Luxus. Das teuerste Gerät, das wir uns für unsere Praxis leisten können, ist ein Espressovollautomat von

Siemens und Yang. Und den brauchen wir auch, damit uns die Patienten beim Warten nicht schlafend von den Stühlen fallen." Um überhaupt die laufenden Kosten (Kaffee, Dosenmilch, Doppelkorn zur Wunddesinfektion) decken zu können, muss die Praxis jeden Tag 400 Patienten durchschleusen. Dr. Bruchmann: „Klar, das stresst. Und ich muss zugeben, meine indischen Kollegen stecken den Stress besser weg als ich." Das ist eine gute Nachricht, wird doch die deutsche Ärzteschaft zu 80 Prozent aus indischen Ärzten bestritten, die seit dem großen Fachkräfte- und Ärztemangel 2045 mit aus Steuergeldern subventionierten Mitteln nach Deutschland gelockt wurden.

Ortswechsel. München: Dienstagmorgen, 10 Uhr 30. Im Empfangsbereich der Proktologischen Fachpraxis für Probleme am *colon sigmoideum*[*] Dr. Manfred Gleitgel herrscht gähnende Leere. Das Streichquartett, das normalerweise zur Unterhaltung etwaiger wartender Patienten im eichenholzgetäfelten Wartezimmer aufspielt, pausiert. Dr. Gleitgel ist unzufrieden: „Schöne Scheiße! Für heute hatte sich ein Patient angekündigt. Hat uns leider sitzen lassen, die Sau. Wissen Sie, was der hatte? Der hatte die Atlantik-Gold-Card Zusatzversicherung! Die bezahlen alles! Einmal 'n Finger in 'n Arsch und schon 10 Mille mehr auf'm Konto! So ein Patient kommt nicht jeden Tag! Gestern rief jemand an, der hatte was an der Prostata! Ich sag Prostata? Klar, sagt der. Was glaubt der denn, wer ich bin? Ich bin Spezialist für

---

[*] Letzter Abschnitt des Dickdarms.

das Colon sigmoideum! Prostata kann ich nicht!" Damit spricht Dr. Gleitgel ein weiteres Problem an: die zunehmende Spezialisierung. Für die Entnahme einer Niere braucht man heute – neben dem üblichen Personal – mindestens sechs Ärzte. Einen, der die Narkose einleitet, einen der aufschneidet, einen, der die Niere entnimmt, einen, der wieder zunäht, einen, der die Narkose wieder ausleitet und einen von der EFA bereitgestellten Vertrauensarzt, der die Niere anschließend meistbietend versteigert.

Ortswechsel. Wieder in der Gemeinschaftspraxis Dres. Bakshi, Singh, Prakash und Bruchmann. Ein Vertrauensarzt der EFA hat sich lange nicht in den Räumen der Praxis blicken lassen. Doch das wird sich ändern. Dr. Bakshi: „Wir haben bei der EFA Nägel zur Fixierung des Schienbeinbruchs bei Frau S. beantragt. Sie wollen jetzt einen Vertrauensarzt vorbeischicken, der nachschauen soll, ob eine Tube Pattex nicht reicht."

Frau S., wir drücken Ihnen die Daumen!

Medizin ist für unsere Autoren eine Leidenschaft, weshalb sie sich täglich bis zu 20 verschiedene Arzneimittel oral, intravenös und subkutan reinpfeifen. Alle drei haben ihr Medizinstudium mit einem Facharzt abgeschlossen. Dieser sitzt momentan wegen Beihilfe zur Urkundenfälschung eine mehrjährige Gefängnisstrafe ab.

Die Autoren können zudem auf Aufenthalte in so renommierten Kliniken wie der Berliner Charité, dem Krankenhaus rechts der Isar und der Betty-Ford-Klinik zurückblicken – als Patienten. Ein ganzheitlicher Ansatz war unseren Autoren schon immer wichtig. Als Stationsärzte in zahllosen deutschen Provinzkrankenhäusern haben sie nicht nur dazu beigetragen, die Anzahl sinnloser Operationen, sondern auch den Alkoholverkauf in der jeweiligen Region nachhaltig zu steigern und hielten sich dabei immer fest an ihren medizinischen Eid: Eine zitternde Hand operiert nicht gern.

Auch in der medizinischen Forschung haben unsere Autoren Unmenschliches geleistet. Auf sie gehen wegweisende Erfindungen zurück, wie der erste künstliche Darmausgang mit direktem Anschluss an das örtliche Kanalisationssytem, die erste Bio-Unterschenkelprothese aus selbstauflösender Cellulose und nicht zuletzt der erste solarbetriebene Herzschrittmacher (Akkulaufzeit bis zu 8 Stunden). Sämtliche Erfindungen befinden sich zurzeit in der Erprobungsphase und haben schon jetzt international für Furore gesorgt. Um dem Rummel um ihre Person zu entfliehen, haben sich alle drei Autoren entschieden, sich einer Gesichtsoperation zu unterziehen und danach bis auf Weiteres unterzutauchen.

# LAPPANS
## SATIRISCHE
## GESCHENK-
# BÜCHER

## WWW.LAPPAN.DE

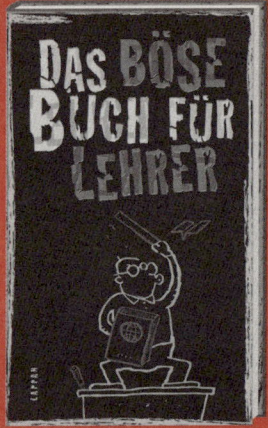

ISBN 978-3-8303-4315-8

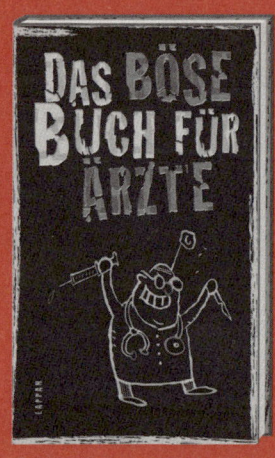

ISBN 978-3-8303-4316-5

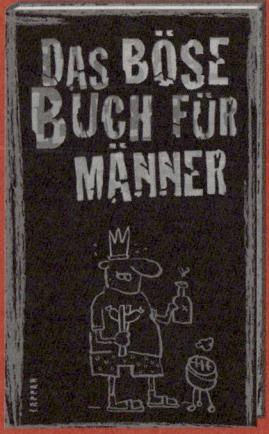

ISBN 978-3-8303-4317-2

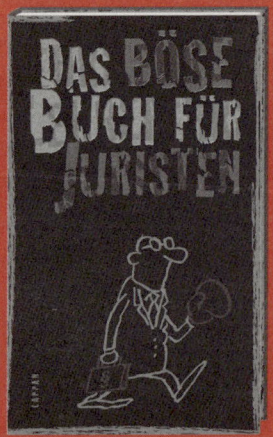

ISBN 978-3-8303-4318-9

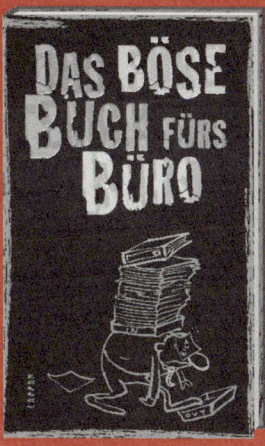

ISBN 978-3-8303-4329-5

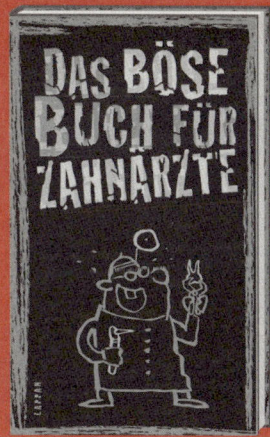

ISBN 978-3-8303-4336-3

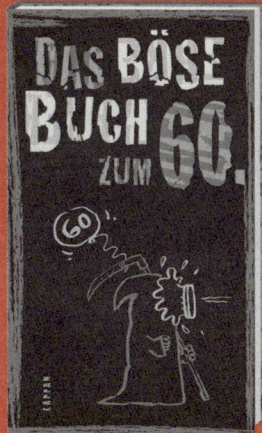

ISBN 978-3-8303-4413-1

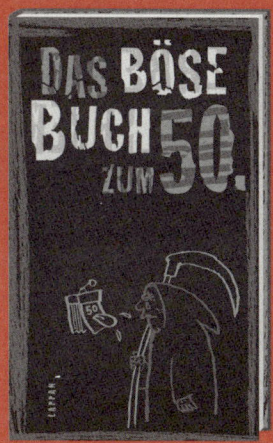

ISBN 978-3-8303-4386-8

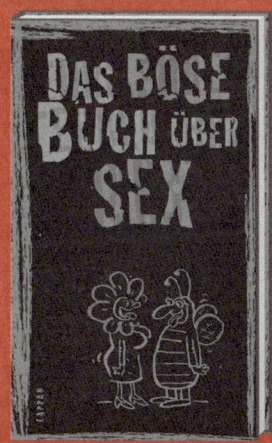

ISBN 978-3-8303-4360-8

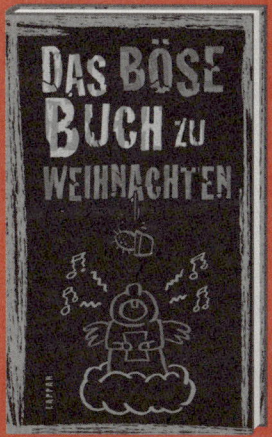

ISBN 978-3-8303-4432-2

# ▮▮▮ TEXTE ▮▮▮▮▮▮▮▮▮▮▮▮

PETER GITZINGER, LINUS HÖKE und
ROGER SCHMELZER sind seit vielen Jahren als
Autoren für zahlreiche Kabarett- und Comedyshows im
deutschen Fernsehen tätig. Neben Drehbüchern verfassen
sie Theaterstücke und erarbeiten Bühnenprogramme für
etablierte Kabaretthäuser und Comedians. Linus Höke ist
zudem der Verfasser des Bestsellers *Shades of hä?*. Alle
drei Autoren leben in und um Köln herum.

# ▮▮▮ ILLUSTRATIONEN ▮▮▮

ARI PLIKAT, geboren 1958 in Lüdenscheid. Lebt
in Dortmund, zeichnet Illustrationen, Cartoons und
komische Bilder, die in vielen Zeitungen und Zeitschriften
zu sehen sind. Bei Lappan ist zuletzt sein Buch *Ich rieche
Angstschweiß* erschienen.
www.ariplikat.de

4. Auflage 2019
© 2014 Lappan Verlag in der Carlsen Verlag GmbH,
Oldenburg/Hamburg
ISBN 978-3-8303-4316-5

Lektorat: Carolin Stanneck | Hans Borghorst
Herstellung | Gestaltung: Monika Swirski
Druck und Bindung: Christian Theiss GmbH

Printed in Austria

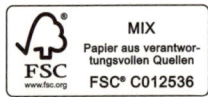

FSC
www.fsc.org

MIX
Papier aus verantwor-
tungsvollen Quellen
FSC® C012536

Triff uns auf facebook.com/Lappan Verlag
und auf instagram.com/lappanverlag
**www.lappan.de**

# Eine Socke
# zu wenig

Nicht erst seit Hape Kerkeling auf dem Jakobsweg „dann mal weg" war, hat das Pilgern Konjunktur. Eine Jahrhunderte alte Tradition scheint heute die Defizite einer immer schneller werdenden Welt in geeigneter Weise auszugleichen.

So hat sich auch B. mit seinem Freund Hans auf den Weg gemacht. Nach einigen Probe-Wanderungen auf dem Jakobsweg in heimatlichen Gefilden, brechen sie immer wieder zu größeren Etappen zwischen den Pyrenäen und Santiago de Compostela auf. In den Mittelpunkt geraten dabei die ganz grundlegenden Erfordernisse und Gegebenheiten einer langen und über Tage andauernden Wanderung. Aber auch über die spirituellen Besonderheiten des Pilgerns auf dem Jakobsweg erfahren die Leserinnen und Leser mehr. Nicht zuletzt die manchmal unbeachteten Begegnungen und Erlebnisse am Wegesrand, aber auch die Freundschaft von B. und seinem Wanderfreund, werden so zu kleinen positiven Lebenserfahrungen, die die Lektüre inspirierend machen.

„Eine Socke zu wenig" ist für alle, die gerne wandern oder pilgern, auf keinen Fall ein Buch zu viel im Rucksack.                                   Markus Ebinger
(aus: „unterwegs" 17/2019)

Für jedes Lesealter von 9 bis 99.

Bruno Busch

# Eine Socke zu wenig

*Geschichten von B. auf dem Jakobsweg*

Lektorat: Monika Kreß
Fachlektorat: Ludwig Wolf
Umschlaggestaltung: Jörg Halsema

Copyright © 2019 Ingo Stauch
Wettersteinstraße 51 · 90471 Nürnberg
ingo.stauch@gmx.de

ISBN 978-3-00-062423-0

Für Ludwig, Rainer, Martin
und alle Mitpilgernden

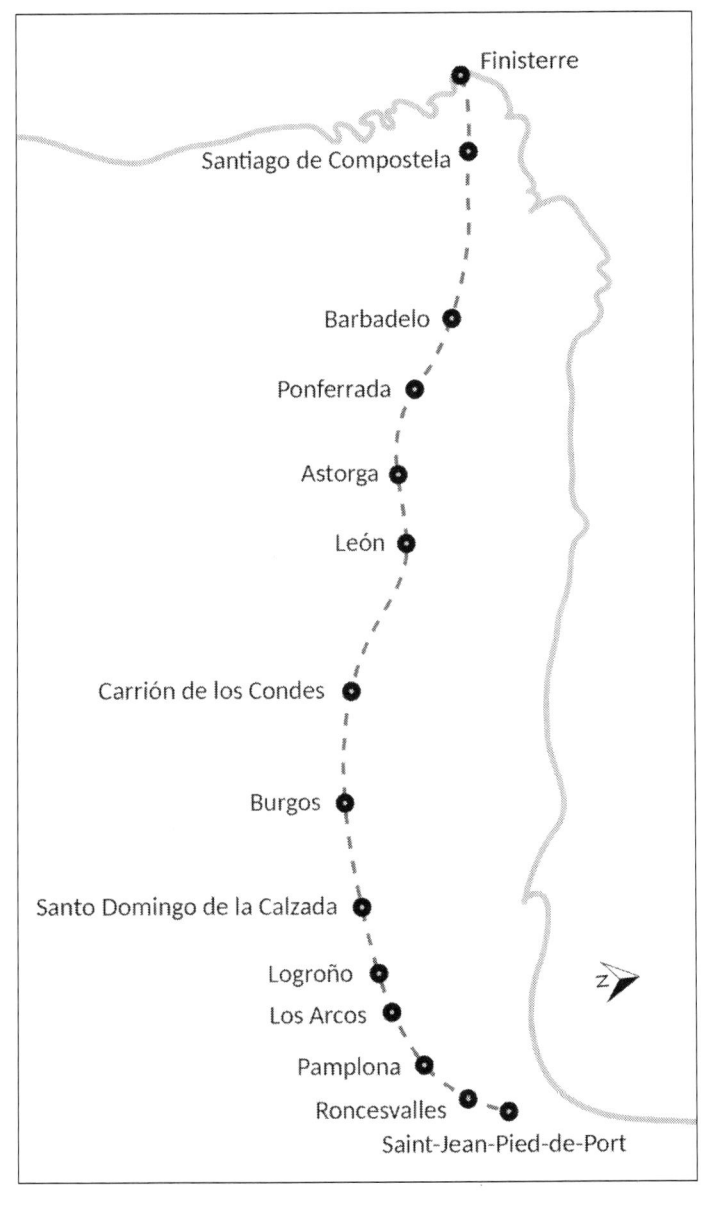

Finisterre

Santiago de Compostela

Barbadelo

Ponferrada

Astorga

León

Carrión de los Condes

Burgos

Santo Domingo de la Calzada

Logroño

Los Arcos

Pamplona

Roncesvalles

Saint-Jean-Pied-de-Port

N

# Inhalt

Bruno Busch

# Wie alles anfing – Oder: Noch 2750 Kilometer bis Santiago de Compostela

Kannst du dir vorstellen, mit mir auf den spanischen Jakobsweg zu gehen?" Zehn Jahre waren seit Hape Kerkelings Reise nach Santiago de Compostela vergangen, fünf Jahre seit dem Erscheinen seines Bestsellers „Ich bin dann mal weg".

Trotzdem war B., gerade 58 geworden, auf die eher beiläufig gestellte Frage seines Arbeitskollegen Hans, 49, nicht wirklich unvorbereitet: B. besaß einen Bildband, dessen Autor lange vor Hape zu Fuß ans Ende der alten Welt gepilgert war und in B. den Wunsch geweckt hatte, auch einmal diesen Weg zu gehen.

Also lautete B.s spontane Antwort: „Mensch, das machen wir!" Obwohl das Jahr gerade erst angefangen hatte, war der größte Teil des Urlaubs bereits verplant und sechs Wochen am Stück würden B. und Hans sowieso nie gleichzeitig ihrem Büro fernbleiben dürfen. Aber wer hatte denn gesagt, dass sie den kompletten Weg auf einmal schaffen mussten? Aufgeregt blätterte B. in seinem Terminkalender: „Im September fährt meine Frau für eine Woche mit ihrer Freundin zu einer Freizeit. Dann bin ich Strohwitwer. Wir brauchen nur fünf Urlaubstage und haben acht Tage, um erstmal zu testen, ob wir für das Pilgern in Spanien überhaupt geeignet sind." Damit war die Terminfrage geklärt und die Planung konnte beginnen.

Hans und B. kauften Pilgerbücher, in denen der Jakobsweg von den Pyrenäen bis Santiago de Compostela beschrieben war. Für die Woche im September buchten sie Flugtickets nach Biarritz im Südwesten Frankreichs und zurück. Schließlich besorgten sie übers Internet Pilgerpässe und stellten die erforderliche Aus-

rüstung zusammen. Dazu gehörten auch Jakobsmuscheln, die sie an ihren Rucksäcken befestigten und die sie als Jakobspilger erkennbar machten.

Die verbleibenden Monate nutzten B. und Hans für das Training auf dem Jakobsweg in Deutschland und später auch in der Schweiz. Mit jeweils 13 Kilo Gepäck auf dem Rücken brachen sie zunächst tage-, dann wochenendweise auf und marschierten durchschnittlich 25 Kilometer am Tag. Um weiterzugehen, wo sie das letzte Mal aufgehört hatten, reisten sie jeweils mit öffentlichen Verkehrsmitteln dorthin. Auf dieselbe Weise kehrten sie am Ende jeder Etappe wieder zurück.

Regelmäßig wurden die Pilger während ihrer Trainings-Touren auf die Jakobsmuscheln angesprochen. Schon bei ihrem Start an der Jakobskirche in Nürnberg raunte ihnen ein Vorübergehender zu: „Noch 2750 Kilometer bis Santiago de Compostela!" B. erwiderte fröhlich: „Und genau da gehen wir hin!"

# Yong-Tse – Oder: Tränen am Weinbrunnen

Am Bahnhof von Saint-Jean-Pied-de-Port, einem kleinen Grenzort am Fuß der Pyrenäen, regnete es in Strömen. B. und sein Pilgerbruder Hans wunderten sich. Von den Pilgerscharen, die angeblich jeden Tag hier ankamen, sahen sie keine Spur! Außer ihnen stand auf dem nicht überdachten Bahnsteig lediglich noch ein kleiner Mann mit asiatischen Gesichtszügen unter einem hellblauen Regencape und schaute sich hilflos um.

Zusammen mit ihren Pilgerpässen hatten B. und Hans eine Wegbeschreibung zugeschickt bekommen. Mit der dazu gehörenden Skizze machten sie sich auf zum Pilgerbüro. Nach wenigen Schritten bemerkten sie, dass der Asiate

hinter ihnen her trottete. Anfangs taten sie, als ginge er sie nichts an. Doch dann wandten sie sich zu ihm um.

Die Verständigung war zwar nur in holprigem Englisch möglich, aber ja, auch Yong-Tse – als der er sich vorstellte – wollte nach Santiago de Compostela. Und ja, auch er suchte das internationale Pilgerbüro. Nur hatte er keine Ahnung, wie er dorthin gelangen sollte.

B. und Hans nahmen Yong-Tse kurz entschlossen in ihre Mitte und erfuhren weiter, dass der junge Mann ein Student aus Südkorea war. Die katholische Kirche, die in Südkorea eine starke Kraft darstellte, forderte Menschen wie ihn in regelrechten Kampagnen dazu auf, ihre Jugend zu nutzen und als Pilger den spanischen Jakobsweg zu gehen.

Über ein gepflastertes, steil ansteigendes Sträßchen in der Altstadt, die 1988 von der Unesco zum Weltkulturerbe erklärt worden war, erreichten die drei in einem gepflegten Altbau das gemeinsame Ziel. Freundliche Hel-

ferinnen und Helfer – aus allen Kontinenten und alle ehrenamtlich tätig – nahmen sich ihrer an. Eine ältere Frau begrüßte Yong-Tse in seiner Muttersprache. B. und Hans wurden in einen anderen Teil des Büros geführt und erhielten ihre Einweisung auf Deutsch. Erst als die beiden eine halbe Stunde später ein paar Häuser weiter die Pilgerherberge betraten, trafen sie Yong-Tse wieder.

Im Laufe des Abends füllte sich die Herberge noch mit vielen, die am nächsten Morgen zu ihrem „Camino" – das ist das spanische Wort für Weg – aufbrechen wollten. Yong-Tse fand darunter andere junge Südkoreaner und Südkoreanerinnen, denen er sich anschloss.

Doch wann auch immer Hans und B. in den folgenden Tagen in ihrem Nachtquartier ankamen, wartete Yong-Tse schon auf sie und erklärte ihnen auf Englisch oder durch Gesten, bei wem sie sich einschreiben mussten, wo die Schlafräume lagen oder worauf sie beim Benutzen der sanitären Einrichtungen achten sollten. Zwischen Estella und Los Arcos ver-

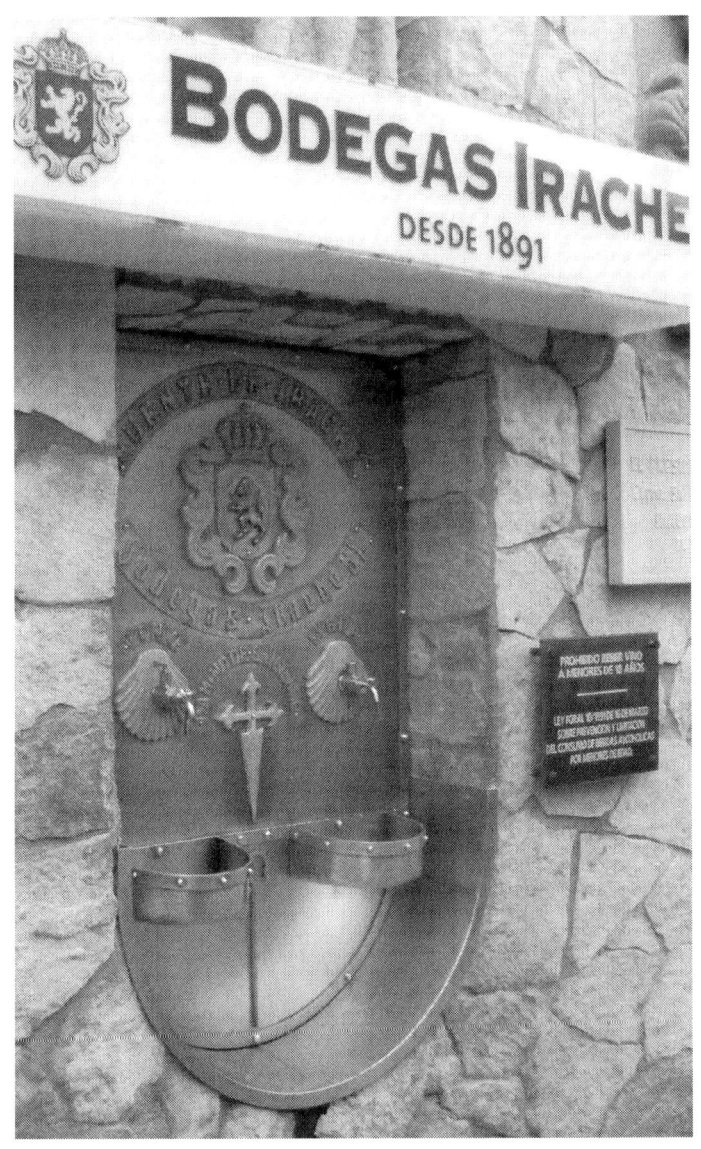

abschiedeten sich die drei voneinander. Die beiden Deutschen hatten nach der ersten Woche auf ihrem „Camino" die Rückfahrt mit dem Bus nach Biarritz und den Heimflug vor sich, während der Südkoreaner mit seiner Clique weiterpilgern wollte.

Im ehemaligen Klosterweingut Bodegas Irache flossen Wasser und Wein aus den dort installierten Hähnen. Doch an diesem Tag vergossen B., Hans und Yong-Tse am Weinbrunnen auch einige Tränen – Tränen der Freude über das gemeinsam Erlebte und Tränen der Wehmut, weil sich ihre Wege nun endgültig trennten.

Aber wie sagt doch ein Sprichwort? „Kein Abschied ist für immer – man begegnet sich immer ein zweites Mal ..."

Bruno Busch

# Ruth – Oder: Ein Hoch auf die deutsche Sprache

Zum ersten Mal begegneten B. und sein Pilgerbruder Hans ihr in Roncesvalles auf der spanischen Seite der Pyrenäen. Für alle drei war es der erste Tag auf dem „Camino Francés", dem von Frankreich kommenden Jakobsweg im Norden Spaniens.

Der Start am Morgen in Saint-Jean-Pied-de-Port war alles andere als bilderbuchmäßig: Es hatte seit Tagen und die ganze Nacht hindurch geregnet. Die Wanderwege waren aufgeweicht und glitschig. Die „Route Napoléon", die bei gutem Wetter ein einzigartig schönes Erlebnis sein sollte, war gesperrt. Die Ausweichstrecke verlief überwiegend an asphaltierten Straßen entlang und nur wenige Kilo-

meter auf Waldwegen. Trotzdem waren mehr als 1000 Höhenmeter bergauf und fast 300 Höhenmeter bergab zu bewältigen. Hans und B. schwitzten unter ihren Regen-Ponchos. Den Weg wiesen ihnen zweisprachige Straßenschilder auf Spanisch und Baskisch.

Über einen Pass mit Aussicht auf schroffe Bergspitzen, die aus tiefhängenden Wolken ragten, gelangten die Pilger an ihr Tagesziel: die Augustinerabtei Roncesvalles, baskisch Orreaga. Die Klosterherberge war supermodern eingerichtet. Sie verfügte über 180 Betten. Hans und B. bekamen ein Doppelstockbett in einer holzvertäfelten Koje.

Nach dem Duschen gingen die beiden in die Küche. Jeder kaufte ein Fertiggericht als Abendessen. Am Esstisch saß ihnen gegenüber eine kleine Frau, deutlich über 60.

„Ich heiße Ruth. Ruth wie im Deutschen. Im Englischen ist die nur Aussprache etwas anders", stellte sie sich vor. „Ich komme zwar aus Australien. Aber ich habe in Düsseldorf stu-

21

diert. Und mindestens einmal im Jahr fliege ich nach München, weil dort meine Tochter lebt."

Nachdem sie sich vergewissert hatte, dass keine weiteren deutschsprachigen Pilger in der Nähe saßen, vertraute sie Hans und B. an: „Als ich in Düsseldorf studierte, habe ich nicht nur deutsch gesprochen. Ich habe auch deutsch gedacht. Und ich habe sogar deutsch geträumt." „Und wie war das für dich?", fragte B. nach. Ruth verdrehte die Augen und hob abwehrend beide Hände. Dann beugte sie sich vor und flüsterte: „Es war schrecklich!"

Ohne es abgesprochen zu haben, trafen B., Hans und Ruth einander am Abend darauf zum zweiten Mal – in der Sportheimgaststätte von Zubiri, dem nächsten Tagesziel. Eifrig tauschten sie bei einem Glas Wein ihre Pilgererfahrungen aus – natürlich auf Deutsch. Und am Ende stieß Ruth laut lachend mit Hans und B. auf die grammatikalisch schwierige, aber trotzdem völkerverbindende deutsche Sprache an.

# Pamplona – Oder: Fremde werden Freunde

Ihre Pilgerpässe hatten sich B. und sein Pilgerbruder Hans zwar nicht von den Paderborner Jakobsfreunden ausstellen lassen. Aber aus dem Pilgerführer wussten sie: In Pamplona (baskisch: Iruña oder Iruñea), der Hauptstadt der autonomen Region Navarra, betrieb der „Freundeskreis der Jakobuspilger Paderborn Hermandad Santiago e. V." im Rahmen einer Städtepartnerschaft eine eigene Pilgerherberge mit 26 Betten.

Als die beiden Pilgerbrüder an ihrem dritten Tag auf dem spanischen Jakobsweg Pamplona erreichten, steuerten sie deshalb selbstverständlich die „Albergue Casa Paderborn" an. Nach der steinernen Magdalenenbrücke, über

die seit Jahrhunderten Pilger die Stadt betreten, bogen Hans und B. nach links ab und trafen etwa 300 Meter weiter auf Ewa und Gerd, zwei ehrenamtliche Mitglieder der Paderborner Jakobusgesellschaft. Gerd beseitigte gerade die letzten Spuren des jüngsten Hochwassers des Flusses Arga, an dessen Ufer die Herberge stand.

Ewa bat Hans und B. freundlich ins holzgetäfelte Büro und schenkte jedem erst einmal ein Glas frisch gepressten Orangensaft ein. Die Formalitäten waren bald erledigt und Ewa zeigte den beiden die ordentlich hergerichteten Schlaf- und Sanitärräume. B. und Hans waren – und blieben – an diesem Tag die einzigen Gäste.

Dank einer imposanten öffentlichen Aufzugsanlage gelangten die Pilger in wenigen Minuten vom Tal in die höher gelegene Altstadt. Das Restaurant, in dem sie ihren Nachmittagskaffee genossen, hing voller Schwarzweiß-Fotos mit Aufnahmen von den alljährlichen Stierläufen.

„Gibt es in Pamplona nicht auch eine Stier-kampf-Arena?", fragte B. seinen Pilgerbruder. „Dreh dich mal um", erwiderte Hans. B. tat es und erkannte beim Blick durch ein Fenster direkt gegenüber die Arena-Tore, die aller-dings geschlossen waren.

Hans und B. waren froh, nicht im Juli während der „Sanfermines", dem Fest zu Ehren des heiligen Firmin, in Pamplona zu sein. Auf die atemberaubende, aber nicht nur für die Stiere lebensgefährliche Hatz verzichteten sie gerne. Stattdessen bummelten sie in aller Ruhe durch die engen Gassen und bewunder-ten die Kathedrale und andere prächtige Bauten aus vergangenen Jahrhunderten. Transparente an Hauswänden zeugten vom Drang der überwiegend baskischen Bevöl-kerung nach Unabhängigkeit.

Einer erholsamen Nacht folgte ein typisch deutsches Frühstück mit den beiden sympathi-schen Herbergseltern. Ergreifend in mehrerer Hinsicht war der Abschied voneinander: Ewa und Gerd fassten Hans und B. an den Händen,

bildeten mit ihnen einen Kreis und sprachen ein Gebet und einen Segen. Anschließend umarmten sich alle vier und wünschten einander einen „Buen Camino!" – einen guten Weg.

Über Nacht waren aus Fremden Freunde geworden.

# Pedro – Oder: Fotos für Rio

Die Begeisterung für das Fotografieren teilten B. und sein Freund Hans ebenso wie die Freude am Pilgern. Auf dem spanischen Jakobsweg hatten sie ihre Kameras stets griffbereit dabei. Während Hans von seiner Systemkamera überzeugt war, nutzte B. ein kleineres Modell, das in die eigens dafür vorgesehene Halterung am Bauchgurt seines Rucksackes oder einfach in die Hosentasche passte.

Fotomotive gab es genug: herrliche Sonnenauf- und -untergänge, berühmte Baudenkmäler, Jakobswegzeichen und Skulpturen des Pilgerpatrons in allen Variationen. Sogar die eigenen Schatten mit den Umrissen der Rucksäcke, die sich dunkel von dem hellen

27

Hintergrund abhoben, lieferten interessante Motive.

B. liebte es, die unterschiedlichen Blümchen am Wegrand abzulichten, mit der Fotolinse Schmetterlinge einzufangen, die an Blütenkelchen saugten, oder Schneckenhäuser auf die Speicherkarte zu bannen, die im Gestrüpp zwischen taufeuchten Spinnennetzen – wie Perlen aufgereiht – an Stängeln klebten.

Hans gewöhnte sich daran, während solcher Fotoserien vorauszulaufen und irgendwo an der Strecke, auf seine Wanderstöcke gestützt, zu warten, bis B. nachgekommen war.

Pedro erreichte die Pilgerbrüder während des Anstiegs zum Alto del Perdón, dessen Gipfel ein eigenwilliges Standbild einer Pilgerkarawane zierte. Der Pfad hinauf war eigentlich nur für Fußpilger geeignet; für Fahrradfahrer war eine Umfahrung ausgeschildert. Trotzdem quälte Pedro sich keuchend mit dem Fahrrad durch Matsch und Geröll, musste allerdings immer wieder absteigen und schieben.

# Eine Socke zu wenig

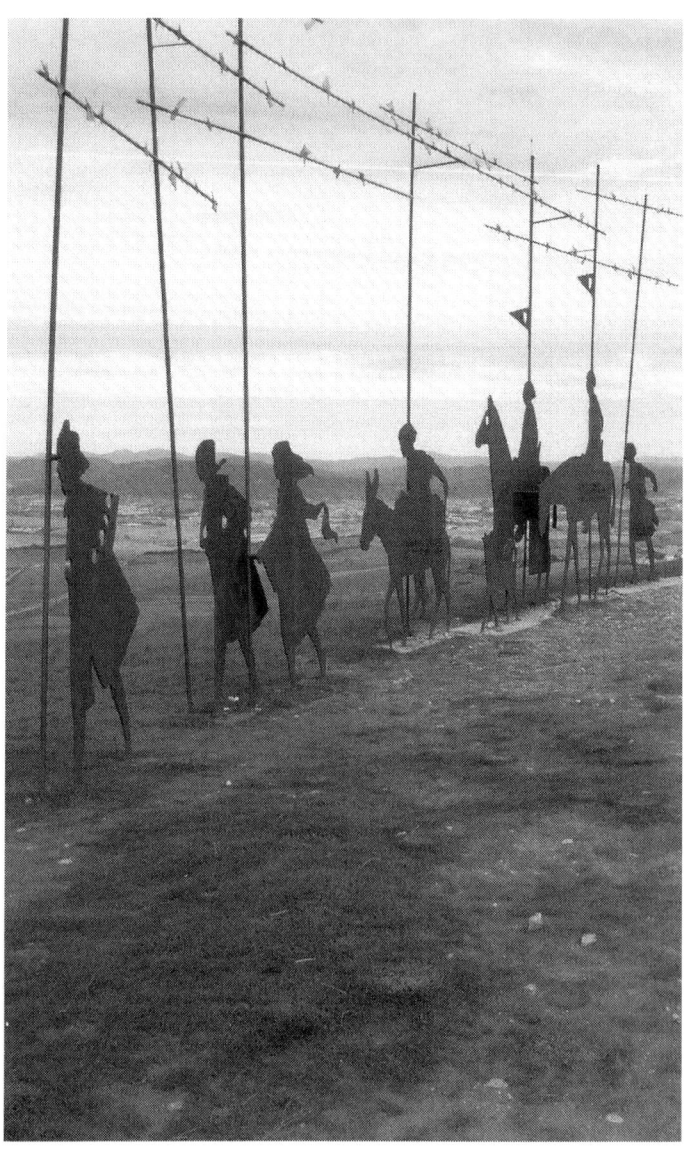

Als er nahe genug herangekommen war, entdeckte B. die umfangreiche Fotoausrüstung, die an Pedros Fahrrad hing. B., Pedro und Hans kamen ins Gespräch miteinander und Pedro erklärte in Englisch, dass er Profi-Fotograf war und in seinem Heimatland eine Bilderausstellung über den Jakobsweg plante. Dafür nahm er diesen beschwerlichen Anstieg in Kauf.

Und dann bat Pedro Hans und B., ihm vor der malerischen Kulisse für Fotos von echten Pilgern auf dem Weg nach Santiago de Compostela Modell zu stehen. Die Bilder würden im nächsten Jahr als Teil seiner Ausstellung in der brasilianischen Hauptstadt Rio de Janeiro zu sehen sein.

B. und Hans hatten als passionierte Amateur-Fotografen Verständnis für das Anliegen und obendrein viel Spaß beim Posieren.

Statt eines Honorars fotografierte Pedro die beiden zum krönenden Abschluss mit ihren eigenen Kameras. So brauchten sie nicht ein

Jahr zu warten und zu der Ausstellung nach Brasilien zu reisen, um die Aufnahmen des Profis zu sehen, sondern sie konnten ein Ergebnis dieses Fotoshootings für Rio sofort mitnehmen.

Bruno Busch

# Axel und die Österreicher – Oder: Eine Frage der Zeit

W ie lange dauert es, den Jakobsweg zu gehen?" Wenn B. nach der Rückkehr von einer Etappe auf dem spanischen Jakobsweg von Freunden diese Frage hörte – und er bekam sie oft gestellt –, zuckte er mit den Schultern und antwortete ausweichend: „Das kommt darauf an. Wer die Schönheiten des Weges genießen und ihn spirituell auf sich wirken lassen möchte, braucht länger als jemand, der ihn vor allem als sportliche Herausforderung betrachtet."

In der Herberge „Casa de Austria" in Los Arcos beendeten B. und sein Pilgerbruder Hans ihre erste „Camino"-Etappe in Spanien. Sie nahmen sich vor, ein Jahr später von dort aus

Eine Socke zu wenig

weiterzugehen. Die Herbergseltern – Österreicher – rieten den beiden, am Tag der Anreise anzurufen, um sich ihre Betten zu sichern.

Als es im Jahr darauf soweit war und B. in Los Arcos anrief, meldete sich am anderen Ende ein Spanier, der kein Deutsch verstand. Die Österreicher, nach denen B. verlangte, waren nicht da. Und weil B.s Spanischkenntnisse für eine Bettenreservierung nicht ausreichten, beendete er das Telefonat unverrichteter Dinge.

In der „Casa de Austria" bedeutete der spanische Betreuer – „Hospitalero" genannt – den beiden Pilgern aus Deutschland freundlich, aber bestimmt, dass alle Betten der Herberge belegt waren. Er konnte nur ein Matratzenlager auf dem Dachboden anbieten. B. und Hans nahmen an. Was wäre ihnen auch sonst übriggeblieben?

Das Matratzenlager teilten sie sich mit einem weiteren Deutschen. Axel war 28 und schon seit 85 Tagen zu Fuß unterwegs. „Ich

wohne in Köln und bin von dort losgegangen",
erzählte er den staunenden Mitpilgern. „Meinen Job habe ich gekündigt. Ich hatte Sehnsucht, auszusteigen und etwas völlig anderes
zu tun."

Am nächsten Morgen blieb Axel zurück.
B. und Hans brachen zusammen mit drei
Österreichern auf. Die jungen Männer hatten
es eilig. „Wir müssen innerhalb von vier
Wochen nach Santiago, denn dann startet von
dort unser Flieger", berichteten sie. Die drei
hatten zusammen studiert und den Militärdienst absolviert. Gemeinsam nahmen sie sich
einen Monat Auszeit, um danach ins Berufsleben einzusteigen.

Hans und B. sahen weder Axel noch die Österreicher jemals wieder. Der eine gönnte sich
weiterhin Muße auf dem Weg, die anderen
jagten in Tagesetappen von 40 und mehr Kilometern ihrem Ziel entgegen.

„Da hast du den Beweis", philosophierte B.
vor seinem Pilgerbruder: „Alles ist eine Frage

der Zeit." Hans ergänzte nüchtern: „Und des Geldes. Denn nur wer Vermögen besitzt und keine Familie zu ernähren hat, kann seinen Job hinschmeißen und einfach lospilgern."

„Aber schau uns an", spann B. den Faden weiter, „wir können nicht aus allem aussteigen und wollen auf dem Jakobsweg auch nicht für den Marathonlauf trainieren. Stattdessen pilgern wir immer dann, wenn wir es mit Familie und Beruf in Einklang bringen. Es ist also doch eine Frage der Zeit – und wie wir sie uns einteilen."

# Der Priester von Logroño – Oder: Imposible!

Ein Merkmal, nach dem B. eine Herberge am spanischen Jakobsweg auszuwählen pflegte, war ein vorhandener Internetanschluss. Damit konnte er Grüße an die Daheimgebliebenen senden und aktuelle Fotos von seinem „Camino" in die sozialen Netzwerke stellen.

Einen Internetanschluss hatten vor allem die privaten, aber auch kommunale Pilgerherbergen. In Logroño, der Hauptstadt der autonomen Region La Rioja, verfügte nur die städtische Herberge über eine solche technische Errungenschaft. Deshalb hatte B. sich schon beim Aufbruch am Morgen auf diese Unterkunft für die nächste Nacht festgelegt.

29 Kilometer strammer Fußmarsch hatten B. und sein Pilgerbruder Hans hinter sich, als sie in Logroño eintrafen. Doch dort erlebten sie eine böse Überraschung: An der Tür zur städtischen Herberge prangte ein Schild mit der Aufschrift „Completo full". Die Herberge war schon komplett belegt.

Wie sich herausstellte, war Logroño genau an diesem Tag Schauplatz eines großen Volksfestes und deshalb Anziehungspunkt für auswärtige Besucher, von denen viele in der städtischen Herberge übernachteten.

Hans und B. blieb nichts anderes übrig, als ihr Glück in der kirchlichen Herberge zu versuchen. Sie gehörte zur „Iglesia de Santiago", befand sich direkt neben der Kirche und war im Pilgerführer als einfaches Matratzenlager beschrieben.

Trotz ihrer Bedenken atmeten beide auf, als ihnen ein älterer Herr in schwarzem Anzug die Pforte öffnete und sie freundlich hereinbat. Einen Internetanschluss gab es dort zwar

nicht, jedoch einen geräumigen Schlafsaal, der einen sauberen Eindruck machte und mit zahlreichen Doppelstock-Betten ausgestattet war.

Hans und B., als die ersten Gäste, durften ihre Liegestätten frei auswählen. Jeder reservierte sich ein Bett, indem er seinen Schlafsack darauf ausbreitete. Der Anzugträger zeigte ihnen noch die Duschräume und die Toiletten und zog sich dann taktvoll zurück.

Als die beiden vom Duschen in den Schlafraum zurückkehrten, herrschte dort ein munteres Treiben. Zahlreiche weitere Pilger hatten sich – wohl aus demselben Grund wie Hans und B. – in der konfessionellen Herberge eingefunden.

Groß war das allgemeine Erstaunen, als eine Gruppe Spanier hereinkam und die gesamte anwesende Pilgerschar zum Abendessen einlud. Dazu muss man wissen, dass die Pilgerherbergen in Spanien, zumal in den größeren Städten, keinerlei Mahlzeiten ausgeben, weder Frühstück noch Abendbrot.

Auf die Pilger warteten im ersten Stock des Gebäudes lange bestuhlte Tischreihen, fertig gedeckt mit Trinkgläsern, Tellern und Besteck. Aus bereitstehenden Glaskaraffen konnten sich die Durstigen Wasser einschenken. Hinter einer Theke schnitten fleißige Hände Einheimischer Stangenweißbrot in Stücke oder bereiteten Salate zu.

Vielsprachiges Stimmengewirr erfüllte den Raum. Bei dieser Gelegenheit erfuhr B. von einer Sitznachbarin, dass sie gerade noch einen Platz im Matratzenlager oben unterm Dach ergattert hatte.

Der Lärm ebbte ab, als der Priester den Raum betrat. Wie der Verwalter der Herberge, trug auch er einen schwarzen Anzug. An seinem weißen, ringförmigen Stehkragen war er aber sofort als Geistlicher zu erkennen. Seine Gemeindemitglieder brachten ihm unübersehbar Ehrerbietung entgegen. Nicht zu übersehen war allerdings auch sein gewaltiger Leibesumfang. Auf dem Weg zur Essensausgabe bedeutete er den Gästen, mit ihren Stühlen

und Tischen näher an die beiden Längswände zu rücken. So verschaffte er sich Platz im Mittelgang. Und dort verteilte er höchstpersönlich die Körbe mit dem Brot und die Schüsseln mit den Salaten.

Zum Höhepunkt seines Auftritts schritt der Priester die Reihen mit der Rotweinflasche ab und schenkte allen, die ihm zunickten, köstlichen Rioja in ihre Gläser ein.

Auch B. nahm das Angebot an. Allerdings war er es gewohnt, Wein als Schorle zu genießen. Entsprechend bat er den Priester, sein halb mit Wasser gefülltes Glas mit Rotwein aufzufüllen. Als der Priester verstand, was B. von ihm erwartete, zog sich seine Stirn in grimmige Falten.

Der Geistliche schüttelte heftig den Kopf und rief mit lauter Stimme: „Imposible!" – das spanische Wort für: Unmöglich! Er ergriff B.s Glas, ging damit ans offene Fenster, beugte sich hinaus und kippte das Wasser auf den Gehsteig. Verschmitzt lächelnd füllte er

das leere Glas mit Wein und reichte dem verdatterten B. den unverwässerten Trank mit zufriedener Miene.

So gewann die Redensart, wonach jemand einem anderen reinen Wein einschenkt, durch den Priester von Logroño für B. eine völlig neue Bedeutung.

# Sonja – Oder:
# Gruß aus Kapstadt

Sonja (russische Koseform von Sophia) ist ein beliebter weiblicher Vorname und bedeutet Wissen, Weisheit. B. und sein Pilgerbruder Hans begegneten „ihrer" Sonja auf dem spanischen Jakobsweg beim zweiten Frühstück vor einer Bar.

Einer der Klappstühle an dem niedrigen Bistrotisch war unbesetzt. „Ist der noch frei?", fragte die Frau in akzentfreiem Deutsch. An ihrer Ausrüstung war sie eindeutig als Jakobspilgerin zu erkennen. Sie hatte sonnengebleichtes blondes Haar, vom Wetter gegerbte Haut, war zwischen 50 und 60 Jahre alt und machte den Eindruck eines Menschen, der weiß, was er will.

Sonja nahm Platz und es begann das übliche Fragespiel, wenn Pilger zum ersten Mal aufeinandertreffen: „Wie heißt du? Seit wann bist du unterwegs? Pilgerst du allein oder mit anderen? Wo kommst du her?"

B. und sein Pilgerbruder waren etwas irritiert, als Sonja erklärte, sie sei aus Südafrika. „Und wie kommt es, dass du so perfekt deutsch sprichst?", wollte B. wissen. „Ich war zehn Jahre lang mit einem Deutschen verheiratet", verriet Sonja. „Und wo genau in Südafrika wohnst du?", fragte B. weiter. „Ich lebe in Kapstadt", erwiderte Sonja, „das ist meine Heimatstadt. Dort bin ich geboren und aufgewachsen." Ausgiebig schwärmte sie von den Schönheiten der Landschaft an der Südwestküste Südafrikas, namentlich auf der Kap-Halbinsel.

„Kapstadt – dorthin würde ich gern einmal reisen", nahm B. Sonjas Begeisterung auf. Daraufhin wurde ihre Miene ernst. Sie schaute B. direkt ins Gesicht und erklärte theatralisch: „Sage nicht: Ich würde gern – tu es!"

B. reiste in der Folgezeit nicht nach Kapstadt. Aber Sonjas weiser Rat begleitete ihn auf seinem Weg durch Nordspanien und auch weiterhin, als er längst wieder zu Hause in Deutschland war. Immer, wenn er sich für etwas begeisterte, fiel ihm dieser Satz ein und oft beherzigte er ihn bewusst. Und wenn andere ihm von ihren Plänen, ihren Hoffnungen und Träumen berichteten, dann zitierte er gern Sonja aus Kapstadt: „Sage nicht: Ich würde gern – tu es!

# Santo Domingo – Oder: Hühner am Jakobsweg

Santo Domingo de la Calzada zählt laut Pilgerführer zu den berühmtesten Stationen am spanischen Jakobsweg. Das geht auf eine Legende zurück. Sie erzählt von einem Ortsheiligen und einem Wunder:

Im 14. Jahrhundert unterbrachen in Santo Domingo ein deutscher Pilger und seine Eltern ihre Reise nach Santiago de Compostela. Die Wirtstochter verliebte sich in den jungen Mann. Dieser erwiderte die Gefühle aber nicht. Aus Rache klagte die Beleidigte ihn des Diebstahls an und er endete am Galgen. Auf dem Rückweg von Santiago fanden die trauernden Eltern ihren Sohn am Ortseingang – am Strick, aber lebend: Er saß auf den Schultern

des Heiligen Domingo de Viloria. Das berichteten sie dem Richter, der gerade zu Tisch saß. Dieser entgegnete forsch: „Euer Sohn ist so tot wie die Brathühner auf meinem Teller." Doch während er das sagte, flog das Viehzeug mit lautem Gegacker vom Teller auf. Seither werden in der Kirche des Ortes weiße Hühner gehalten, die an das Hühnerwunder und den Heiligen erinnern.

In der Kathedrale überzeugte sich B. davon, dass der kirchliche Hühnerstall tatsächlich vorhanden war. Und draußen auf der Straße entdeckte er einen auf eine Holzplatte gemalten Pilger mit einem Huhn unterm Arm. Nur der Kopf des Pilgers war ausgespart. In die Holzplatte war an dieser Stelle ein Loch geschnitten. B. stellte sich hinter die Figur, hielt sein Gesicht in das Loch und ließ sich so für ein Erinnerungsfoto ablichten.

Auf ihrem weiteren Weg durch die autonome Region Castilla y León wurden B. und sein Pilgerbruder Hans immer wieder an das Hühnerwunder von Santo Domingo erinnert,

# Eine Socke zu wenig

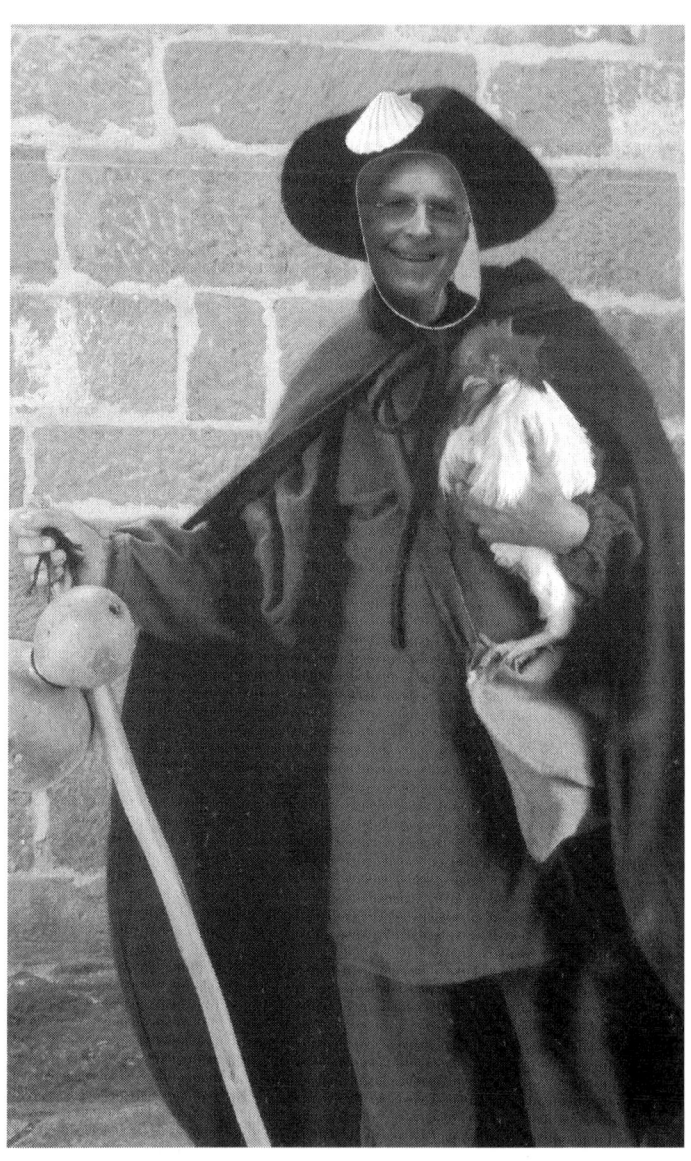

wenn sie am frühen Morgen in einem men-
schenleeren Dorf, das nur aus Ruinen zu beste-
hen schien, unerwartet einen Hahnenschrei
hörten.

„Ist das jetzt Wirklichkeit oder nur Ein-
bildung?", fragte Hans einmal. Nach kurzem
Überlegen gab B. mit einem schelmischen
Grinsen im Gesicht zur Antwort: „Das klingt
in dieser Umgebung doch eher unnatür-
lich. Da hat sich die spanische Tourismus-
behörde sicher etwas Besonderes ausge-
dacht: Jedes Mal, wenn ein Pilger an einem
verlassenen Bauernhof vorübergeht, springt
ein Bewegungsmelder an. Und dann ertönt
ein Hahnenschrei vom Tonband."

# Bacalao – Oder: Empfehlung auf Spanisch

W as werden wir heute zu Mittag essen?" Wenn B. seinem Pilgerbruder Hans auf dem spanischen Jakobsweg diese Frage stellte, wussten die beiden meistens noch nicht einmal, wo sie an diesem Tag einkehren würden.

Auf den Jakobswegen in Deutschland hatten die beiden gelernt, sich morgens mit genug Essen und Trinken einzudecken. Viele deutsche Wirte – zumindest auf dem Land – öffneten ihre Gasthöfe nur noch am Abend und am Wochenende. Oder sie hatten wegen mangelnder Rentabilität ganz geschlossen. So genannte „Tante-Emma-Läden", Metzgereien und Bäckereien gab es in vielen kleineren Ortschaften gar nicht mehr.

In Spanien war das anders. Zwar bemerkten Hans und B. auch dort Spuren der Landflucht vor allem der jungen Bevölkerung. Doch Bars und Restaurants an der ausgeschilderten Strecke waren auf den Strom der Jakobspilger eingestellt. Hungern musste niemand. Und wenn die Entfernung zwischen zwei Lokalen recht groß war, lagerten am Wegrand Obst- und Getränkeverkäufer mit Bauchläden und boten Erfrischungen an. Immer wieder trafen die Pilger auch auf Brunnen, an denen sie ihre Wasserflaschen auffüllen konnten.

Das mehrgängige „Pilgermenü" wartete fast überall, wo es auch Herbergen zum Übernachten gab. In aller Regel also erst am Abend. Einen für das Pilgermenü gedeckten Tisch erkannten B. und Hans an der Tischdecke. Egal, ob sie aus Stoff oder Papier bestand: Sie wurde entfernt, wenn den Gästen ein Teller-gericht oder eine Brotzeit genügte oder sie nur etwas trinken wollten.

Solange „pollo" – Hähnchen – und „lomo" – Lende – zur Auswahl standen – und das war

meistens der Fall –, hatten Hans und B. kein Problem mit dem Bestellen. Schwieriger wurde es, wenn weder das eine noch das andere angeboten wurde oder beides ausgegangen war. B.s kleines Taschenwörterbuch nützte nicht immer. Manchmal ratterte der Wirt die Speisen so schnell herunter, dass zum Nachschlagen keine Zeit blieb. Oder die Aussprache der Wörter machte das Auffinden unmöglich. Dann halfen Einheimische gerne und dolmetschten.

Einmal erkundigten Hans und B. sich in einer Bar bei einer Gruppe junger spanischer Pilgerinnen, was sie als Essen empfehlen würden. „Bacalao, Bacalao!", riefen die Spanierinnen wie aus einem Mund. B. bestellte „Bacalao" – ohne zu wissen, worum es sich dabei handelte. Als Hans ebenfalls „Bacalao" bestellte, bedeutete der Wirt ihm durch bedauerndes Kopfschütteln, dass er an B. die letzte Portion verkauft hatte. Hans bestellte „pollo" – ihm schmeckte Hähnchen eh am besten. Und B. bekam „Bacalao" – Kabeljau, wie ihm sein Wörterbuch verriet. Der mundete ihm so köstlich,

dass er fortan in Bars und Restaurants immer wieder danach fragte.

Den spanischen Fischfreundinnen begegneten Hans und B. an den folgenden Tagen noch öfter. Dann winkten ihnen die jungen Pilgerinnen fröhlich zu. Und jedes Mal riefen sie unter lautem Gelächter wie im Chor: „Bacalao, Bacalao!"

# Espíritu Santo – Oder:
# Ein heiliger Moment

Was B. in der „Albergue Espíritu Santo" (grob übersetzt: Herberge zum Heiligen Geist) als erstes auffiel, war der „Patio", der kleine Innenhof: schmucklos, aber sauber gefegt, ruhig und abgeschieden. Bei der von Nonnen geführten Unterkunft handelte es sich um eine von drei kirchlichen Herbergen im Pilgerort Carrión de los Condes mitten in Kastilien.

Die zweite Abweichung von der Norm war der Schlafsaal: geräumig, aber ohne die üblichen Doppelstockbetten. Stattdessen warteten auf die müden Knochen der Pilger Einzelbetten mit tiefen, weichen Matratzen und blumig bedruckten Überwürfen.

Die dritte Überraschung: Freundlich, aber sehr bestimmt schickten die Nonnen alle ihre Gäste pünktlich zum Abendgottesdienst in die nahe Kirche.

Für B. gehörte die Pilgermesse bereits zum Alltag auf dem spanischen Jakobsweg. Er kannte auch die Sitte, dass die Pilger zum Abschluss nach vorne zum Altar gerufen wurden. Und wie immer fragte der Priester ihre Herkunft nach Kontinenten und Ländern ab.

Statt daraufhin aber mit erhobenen Händen den Segen über die versammelte Pilgerschar zu sprechen, wie B. es gewohnt war, ließ dieser Priester jede und jeden einzeln vortreten. Gefühle wallten auf, viele vergossen Tränen.

Als B. an der Reihe war, legte der Geistliche ihm beide Hände auf den Kopf. Er spendete den Pilgersegen auf Spanisch, jedoch so, dass B. den Sinn verstand und die Formel „Im Namen des Vaters, des Sohnes und des Heiligen Geistes" stumm in seiner Sprache mitbeten konnte.

Eine Socke zu wenig

B. empfand die persönliche Segnung als einen heiligen Moment. Noch lange lebhaft in Erinnerung blieb ihm die Geste, mit der der Priester ihn – wie alle anderen – nach dem „Amen" vom Altar entließ: Er schaute B. direkt an, lächelte und klopfte ihm dann aufmunternd auf die Schultern.

So, als wollte er ihm zusprechen: Und nun geh deinen Weg – Gottes Segen geht mit!

Bruno Busch

# Verlaufen – Oder: Der Kompass im Smartphone

Der „Camino Francés", der von Frankreich herkommende Jakobsweg in Spanien, führt stets in Richtung Westen. Denn dort liegt das Ziel, Santiago de Compostela. Aber was tun, wenn – aus welchen Gründen auch immer – die Markierungen in der Gestalt von Jakobsmuscheln oder gelben Pfeilen fehlen und der Pilger sich verlaufen hat?

Fast überall trifft er auf hilfsbereite Einheimische, die ihm den Weg zeigen. Sie erkennen Menschen, die pilgern, sofort. Als B. und sein Pilgerbruder Hans einmal bewusst die ausgeschilderte Route verließen, um einem Hinweis aus dem Pilgerführer auf eine abgelegene Sehenswürdigkeit nachzugehen, hielt prompt ein

Auto am Straßenrand und der Fahrer wies ihnen die Richtung zurück auf den Pilgerweg.

Oder andere Pilger, die ebenfalls in die Irre gegangen sind, kommen dem, der sich verlaufen hat, entgegen und nehmen ihn auf dem Rückweg mit.

Besonders kluge Leute haben einen Kompass dabei, der ihnen hilft, sich im Zweifelsfall zu orientieren. Ein solches Gerät besitzen viele Zeitgenossen, seit es Smartphones gibt, im Handy. So auch B.s Pilgerbruder Hans.

Als B. und Hans auf ihrem „Camino" nicht mehr wussten, wo sie waren und in welche Richtung sie sich wenden sollten, zückte Hans sein Smartphone. Er rief den Kompass auf und zeigte mit dem Finger dahin, wo seiner Meinung nach Westen war.

B. schaute zweifelnd zum Himmel, blickte auf seine Armbanduhr und erklärte entschieden: „Das kann nicht sein. So wie die Sonne steht, müssen wir genau in die entgegen-

gesetzte Richtung." Hans schüttelte entrüstet den Kopf: „Du willst mir doch nicht weismachen, dass mein Smartphone kaputt ist und du das am Stand der Sonne erkennst?"

„Ob dein Handy funktioniert oder einen Aussetzer hat, merke ich daran natürlich nicht", antwortete B., „aber ich sehe, dass dein Kompass nicht stimmt."

Stirnrunzelnd prüfte Hans die Anzeige auf seinem Smartphone. Dann tippte er mit dem Zeigefinger fest auf die kleine Glasscheibe.

Seine Miene hellte sich auf und er nickte B. zu: „Irgendetwas muss sich verhakt haben. Jetzt hat sich die Kompassnadel um 180 Grad gedreht. Also hast du mit deiner Sonne Recht und wir wissen endlich, in welche Richtung wir müssen. Allerdings sollten wir uns beeilen. Denn wenn die Sonne untergeht, bevor wir im Nachtquartier ankommen, hilft uns dein Blick zum Himmel auch nicht mehr weiter."

# Sonnenaufgang – Oder: Der singende Berg

Punkt acht Uhr in der Früh schloss die Herberge. Das war für die Pilgerbrüder B. und Hans kein Problem. Sie waren es mittlerweile gewohnt, bei Dunkelheit aufzubrechen. Denn sie pilgerten auf dem spanischen Jakobsweg im Frühjahr oder im Herbst, und die Sonne ging erst auf, wenn die beiden längst unterwegs waren.

B.s Ehrgeiz war es, am Morgen einer der ersten im Waschraum zu sein. So brauchte er sich in keine Schlange einzureihen und fand meistens ein sauberes Waschbecken vor. In der Zwischenzeit passte Hans – falls er bereits wach war – auf die Wertsachen auf. Sobald B. von der Morgentoilette zurückkam, tappte

59

Hans in den Waschraum und B. blieb beim Gepäck. Diese Reihenfolge ließ ihm Zeit genug zum Ankleiden. Hans schaffte das viel schneller. Abmarschbereit waren dann beide etwa gleichzeitig.

Oft waren B. und Hans auch die ersten, die zum Frühstück in der nächsten Bar eintrafen. Mal bestellte B., mal übernahm Hans diese Aufgabe. In aller Regel gab es für jeden eine große Tasse Kaffee und ein duftendes Croissant mit Nuss- oder Schokoladenfüllung, in dem schon ein Messer zum Aufschneiden steckte.

Während Hans und B. die erste Mahlzeit des Tages genossen, beobachteten sie durch die Fenster der Bar, wie andere Pilger draußen vorüberzogen.

Frisch gestärkt schlossen die beiden sich dem Tross an, der aus der Stadt oder aus dem Dorf hinauszog – stets in Richtung Westen, denn dort lag ja das Ziel jedes Jakobsweges: Santiago de Compostela.

Mit Ungeduld erwartete B. Morgen für Morgen den Sonnenaufgang. Der spiegelte sich als schmaler, bronzefarbener Streifen am Horizont, bevor er die Gipfel der Berge, die Spitzen von Kirchtürmen oder die Oberkanten von Friedhofsmauern in zunächst mattes, dann immer stärker strahlendes Gold verwandelte und schließlich die gesamte Landschaft in grelles Licht tauchte.

An diesem Neumondmorgen kroch beißende Kälte durch die Ärmel der Pilgerjacken. Tiefschwarze Dunkelheit schien den Weg nach wenigen Metern zu verschlucken. Nur wer zurücksah, konnte den nahen Tagesanbruch erahnen. Vor, unter, neben und hinter sich hörten Hans und B. das „Klack-Klack" der Pilgerstöcke auf dem Wegschotter und das Getrappel der Pilgerschuhe. Niemand redete.

Der Weg nahm eine scharfe Wendung und stieg spürbar an, als das fahle Licht des ersten Morgengrauens wie aus dem Nichts vor ihnen einen Berghang wachsen ließ. An ihm schlängelte sich der Weg im Zickzack nach oben.

Schatten bewegten sich und verharrten, Körper wandten sich rückwärts. Zahlreiche Augenpaare richteten sich gen Osten, wo der glutrote Sonnenballon aufzusteigen begann.

Die Stille wurde unterbrochen von einer Männerstimme, gefolgt von der Stimme einer Frau. Ein Ton, ein Dreiklang, eine Melodie. Es war, als finge der ganze Berg an zu singen. Klar und deutlich erklangen die Worte, und wer den englischen Text nicht kannte, sang das Lied in seiner eigenen Sprache oder summte es mit: „Morning has broken like the first morning" – „Tageserwachen, ein neuer Morgen".

Das war Gänsehaut pur – verbunden mit dem beglückenden Gefühl von Gemeinschaft und Zusammengehörigkeit, wie B. und Hans es auf ihrem Pilgerweg angesichts eines Naturschauspieles in so einzigartiger Weise nur an diesem Berghang erlebten.

# Puente Villarente – Oder: Eine Socke zu wenig

Zu den wichtigsten Vorbereitungen aufs Pilgern gehört das Zusammenstellen der Ausrüstung. Jeder Jakobsjünger setzt dabei eigene Schwerpunkte. Die Grundausstattung ist freilich ähnlich. In Pilgerbüchern steht, was wirklich gebraucht wird. Jedes Gramm zählt.

B. hatte sich für den Jakobsweg in Spanien zeitig eine Packliste angefertigt. Darauf standen unter der Überschrift „Unterwegs waschen" eine kleine Tube Handwaschmittel, zwei Meter Kordel als Wäscheleine und sechs Wäscheklammern.

In den moderneren spanischen Pilgerherbergen gab es zwar schon Waschmaschinen

und Trockner. Doch man wusste ja nie, ob man bei Bedarf auf eine solche Herberge treffen würde.

Im Gegensatz zu seinem Pilgerbruder Hans führte B. nur eine kleine Reiseapotheke mit sich. Wichtiger waren ihm seine Pflegemittel, alle in Probiergrößen verpackt. Genau abgezählt hatte er die Wäschestücke, die zur Not eine Woche lang reichen sollten, darunter acht Unterhosen zum täglichen Wechseln. Vier Paar mit Jakobsmuschel-Motiv bestickte Wandersocken wollte B. jeweils zwei Tage lang anziehen.

Letzte Übernachtungs-Station vor León war Puente Villarente. Um zu der privaten Herberge mit Waschmaschine und Trockner zu gelangen, mussten Hans und B. vom ausgeschilderten Pilgerweg abweichen.

Ohne einen entsprechenden Hinweis von B.s einstigem Schulkameraden Thomas, der den beiden den Weg vorausgegangen war, hätten sie die versteckt gelegene Unterkunft

gar nicht gefunden. Von außen wirkte das Gebäude wie ein alter Bauernhof.

Drinnen fanden die Pilger einen einladend gestalteten Vorraum mit einem Empfangstresen und zwei Internet-Arbeitsplätzen. Der Hof bestand aus einer gepflegten Grünanlage mit Brunnen und Liegestühlen. Und dort befand sich auch ein Schuppen mit der Waschküche.

Die Gastgeberin konnte sich noch an Thomas erinnern und nahm die beiden Pilger aus Deutschland herzlich auf. Für die Wäsche gab sie ihnen zwei netzartige Beutel, die sie nur zu füllen brauchten. Um das Waschen und Trocknen kümmerte sich die Wirtin. Gegen Entgelt, versteht sich.

Weil Hans und B. ihre Wäsche problemlos voneinander unterscheiden konnten, befüllten sie einen Beutel gemeinsam. Das war billiger. Andere Gäste brachten weitere Säcke. Dadurch konnte die Wäsche mehrerer Personen gleichzeitig versorgt werden. Noch am

selben Abend bekamen die Pilger alles sauber, trocken und in kleine Körbe gestapelt zurück.

Beim Auseinander-Sortieren fiel B. auf, dass er nur sieben Socken zurückbekommen hatte. Eine Socke fehlte also. Ohne sie würde seine Berechnung für die folgenden Tage nicht aufgehen.

B. wandte sich an die Herbergsmutter. Er zeigte ihr die kompletten Socken-Paare und das Einzelstück und wies in den leeren Korb. Gemeinsam gingen sie in den Schuppen zu den Waschmaschinen und Trocknern. Keines der Geräte war mehr in Betrieb. Und alle waren leer. B. suchte dahinter und dazwischen, ohne Erfolg. Die fehlende Socke blieb verschwunden.

Am nächsten Morgen stand ein Frühstücks-Büfett bereit, was auf dem spanischen Jakobsweg durchaus nicht selbstverständlich war. Hans und B. bedienten sich. Als sie am Tisch saßen und den duftenden Kaffee und das frische Weißbrot genossen, näherte sich ihnen

die Hausleiterin. Sie hielt vor B. ihre geöffnete Hand hin. Darin lag – die vermisste Socke. Ein kanadischer Pilger hatte sie in seinem Wäschekorb gefunden und zurückgegeben. An der aufgestickten Jakobsmuschel hatte die Wirtin B.s fehlende Socke erkannt.

B. war froh und dankte der Frau überschwänglich. Denn so blieb ihm erspart, bis zur nächsten „großen Wäsche" seine Socken immer drei Tage lang tragen zu müssen. Ganz zu schweigen von der Geruchsbelästigung für andere.

Bruno Busch

# Buspilger – Oder:
# Es geht auch anders

Chronischer Sonnenbrand, Blasen an den Füßen, zehn bis 13 Kilo auf dem Buckel, sengende Hitze und Wolkenbrüche, die alles durchweichen: Das und mehr gehört zum Pilgern auf dem spanischen Jakobsweg dazu.

B. und sein Pilgerbruder Hans steuerten am Ende der zweiten Etappe ihrer Pilgerreise Astorga an. Sie freuten sich auf die private Herberge „Albergue San Javier", die sie aus dem Pilgerführer ausgesucht hatten: ein Haus aus dem 16. Jahrhundert, aber ausgestattet mit Internet, Waschmaschine und Trockner.

Auf den letzten Kilometern vor der Stadt wurden Hans und B. von einer Gruppe flotter

junger Asiaten überholt. Leicht beschuht und kurz behost, nur ein dünnes Ränzlein auf dem Rücken, das höchstens den Tagesbedarf deckte, und mit einer Halbliter-Wasserflasche am Bauchgurt – so trippelte einer nach dem anderen an Hans und B. vorbei. Ein mitleidvolles Grinsen verbarg keiner der Überholenden. B. und Hans fragten sich: „Was waren das denn für seltsame Gestalten?"

In Astorga fiel Hans und B. als erstes der Palacio Episcopal – der Bischofspalast – auf, der nach Plänen von Antonio Gaudi entstand, aber nie seiner Bestimmung entsprechend genutzt wurde. 1913 fertiggestellt, beherbergte er seit 1963 ein Museum mit Ausstellungsstücken zur Geschichte des Jakobsweges. Nur wenige Schritte weiter ragte die Kathedrale Santa Maria in den Himmel. Und gleich ums Eck fanden Hans und B. ihre historische Unterkunft.

Der Empfangsraum war nobel gestaltet. An der Rezeption wurden die beiden Pilger höflich, aber kühl darauf hingewiesen, dass extra

wegen ihnen ein weiteres Geschoss geöffnet wurde. Hans und B. störte das nicht. Sie hatten schon öfter allein übernachtet.

Die Dielen in dem großen Schlafsaal knarrten. Wenn Hans und B. durch die Zwischenräume der Bodenbretter lugten, sahen sie die Betten im Stockwerk unter ihnen. Die beiden genossen die sauberen Sanitäranlagen und begaben sich frisch geduscht und umgezogen ins Erdgeschoss. Am Empfang erhielten sie auf Anfrage einen Stadtplan.

Doch was prangte inzwischen an der Außentür der Herberge? Ein großes Schild mit der Aufschrift „Completo full". Wie war das möglich? Hans und B. hatten doch eben erst ein Stockwerk ganz für sich allein bezogen und das Geschoss über ihnen war noch gar nicht eröffnet. Warum sollte die Herberge plötzlich voll sein?

Der Mann am Empfang fuchtelte aufgeregt mit den Armen und rief nur ein Wort: „Buspilger!" Jetzt konnten Hans und B. sich erklären,

von wem sie an diesem Nachmittag so leicht-
füßig überholt worden waren. Es gab tatsächlich Pilger, die sich mit Bussen von einer Unterkunft zur nächsten kutschieren ließen, das
schwere Gepäck inbegriffen. Kurz vor der
Stadt, in der sie übernachten wollten, stiegen
sie aus und gingen die letzten ein, zwei Kilometer zu Fuß. Am Ziel brauchten sie nur ihr
Gepäck aus dem Bus zu holen, um dann sämtliche freien Plätze einer Unterkunft auf einmal
zu belegen. Solch eine Gruppe hatte sich nun
also in der historischen Herberge von Astorga
angekündigt.

Für B. waren Buspilger keine richtigen Pilger,
selbst wenn sie Pilgerpässe besaßen und diese
dort, wo sie abstiegen, fleißig abstempeln
ließen. Seine Einschätzung fand er bestätigt,
als spät am Abend – Hans und B. lagen längst
in ihren Betten – die Buspilger nach einer
feuchtfröhlichen Einkehr in der „Albergue San
Javier" anrückten. Sie schalteten das grelle
Deckenlicht ein und beredeten in dröhnender
Lautstärke die Ereignisse des Tages, ohne jede
Rücksicht auf ihre Zimmergenossen. Zu allem

Überfluss beschwerten sie sich am nächsten Morgen über die Ruhestörung, als B. und Hans aufstanden und sich nur im Licht ihrer Stirnlampen leise ankleideten.

Sein vernichtendes Urteil über Buspilger milderte B. erst, als er in den Straßen der Stadt Waltraud begegnete. Sie erkundigte sich bei ihm nach dem Weg zum Gaudi-Museum. „Du siehst aber gar nicht aus wie eine Pilgerin", meinte B. abschätzend. „Ich bin mit dem Bus unterwegs", gab Waltraud zu. „In meinem Alter und mit dem neuen Kniegelenk traue ich mich nicht mehr, so viele Kilometer am Tag zu Fuß zurückzulegen. Deshalb bin ich froh, dass das Bayerische Pilgerbüro solche Omnibusfahrten anbietet."

Das konnte B. akzeptieren. Und so verabschiedete er sich von der ersten Buspilgerin, die er persönlich kennen gelernt hatte, mit dem ehrlich und herzlich gemeinten Pilgergruß: „Buen Camio!"

# Cruz de Ferro – Oder:
# Ein Stein von daheim

„Lege deine Sorgen nieder", heißt ein Lied der christlichen Songschreiberin und Sängerin Sefora Nelson. Die Deutsch-Italienerin fordert darin ihre Hörerinnen und Hörer auf, ihre Sorgen einfach loszulassen: „Lass alles falln, nichts ist für deinen Gott zu groß."

Wie das praktisch funktionieren kann, erlebte B. anschaulich auf dem Monte Irago, dem höchsten Punkt des spanischen Jakobsweges zwischen Foncebadón und Ponferrada.

Dort war das „Cruz de Ferro", ein kleines Eisenkreuz, auf einen Baumstamm genagelt. Der schlanke Eichenpfahl mit dem Kreuz ragte aus einem Steinhaufen heraus, der von den

Bruno Busch

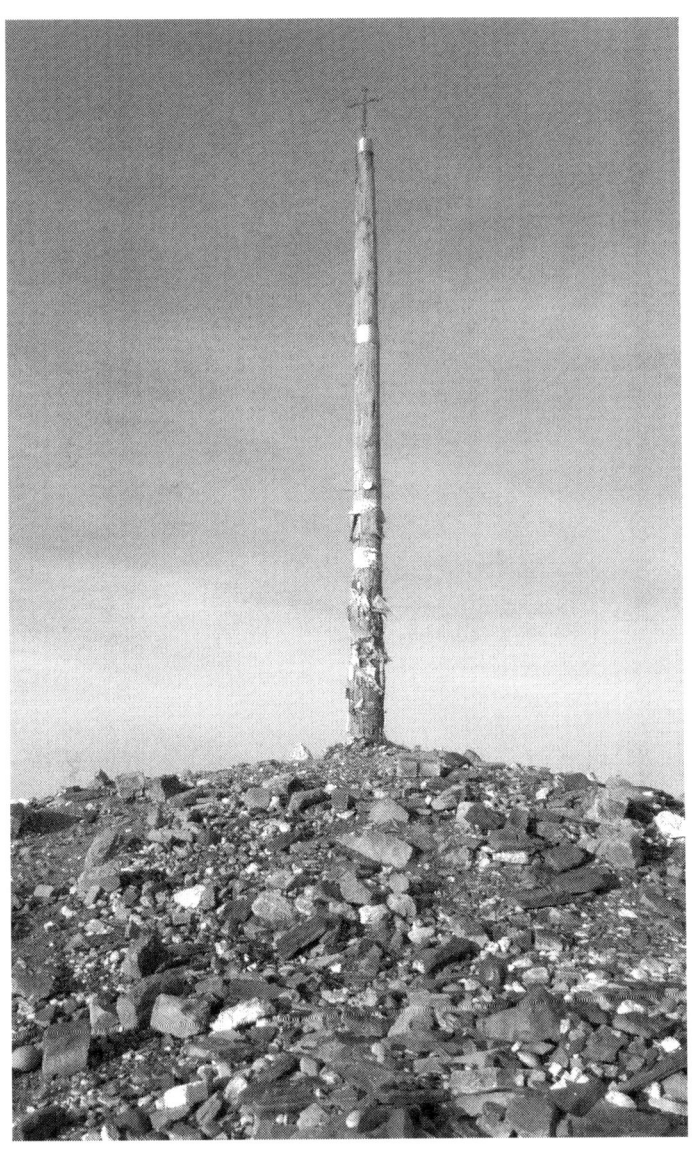

Pilgern ständig vergrößert wurde: Sie legten dort Steine ab, die sie von zuhause mitgebracht hatten. Laut Pilgerführer bedeutete dieses Ritual für viele Menschen das symbolische Ablegen einer Seelenlast.

Einige der Steine waren beschriftet. Manche Pilger hatten Briefe oder Fotos dazwischen gesteckt. B. lief ein Schauer über den Rücken, als er auf einem dieser Fotos ein Kind ohne Haare auf dem Kopf entdeckte, wahrscheinlich krebskrank.

B. hatte keinen Stein dabei. Sein Pilgerbruder Hans aber ließ direkt unter dem Kreuz seinen Rucksack zu Boden gleiten, öffnete ihn und zog von ganz unten einen kleinen Kieselstein hervor. „Wo hast du denn den her?", wollte B. wissen. „Den habe ich vor unserer Pilgerreise auf dem Weg zu meinem Büro aufgelesen und eingesteckt", berichtete Hans. „Ich habe ihn die ganze Zeit mitgeschleppt. Ich lege damit etwas ab, was mich einmal sehr belastet hat und das ich endgültig hinter mir lassen möchte."

B. war beeindruckt. Ein bisschen ärgerte es ihn auch, dass er selbst nicht auf die Idee gekommen war, von daheim einen Stein mitzunehmen, um ihn unter dem Cruz de Ferro zurückzulassen.

Aber im selben Augenblick wurde ihm bewusst: Er konnte seine Sorgen auch ohne dieses Ritual niederlegen.

Kurzentschlossen senkte er den Kopf, schloss die Augen, faltete die Hände und sprach ein stilles Gebet.

# Wolfgang – Oder:
# Wir hören uns ...

Am spanischen Jakobsweg war keine Pilgerherberge wie die andere. Jede hatte ihr eigenes Flair, ihren speziellen Charakter. Manche Unterkünfte boten hundert und mehr Pilgern Platz, einige waren winzig. Die einen besaßen modernste Ausstattung, die anderen wurden im Pilgerführer respektvoll „historisch" genannt und hätten tatsächlich aus dem Mittelalter stammen können. Viele wirkten wuchtig und massiv, manche schienen beinahe einzustürzen.

Ponferrada, geprägt durch eine Festungsanlage der Templarios, der Tempelritter, war mit 42.000 Einwohnern die letzte größere Stadt vor Santiago de Compostela. Das Refugio „San

Nicolás de Flüe" verfügte über 270 Betten. Es gab mehrere Schlafräume, aber alle waren durch Gänge und offenstehende Türen miteinander verbunden. Entsprechend hoch war der Geräuschpegel schon bei der Ankunft.

B. und sein Pilgerbruder Hans lernten in Ponferrada den schwäbischen Pilger Wolfgang kennen. Er war etwa in ihrem Alter, allein unterwegs und freute sich über die Gesellschaft der beiden Mitpilger aus Deutschland. Die drei unternahmen einen kleinen Stadtrundgang und kehrten miteinander zum abendlichen Pilgermenü ein. Danach verabschiedeten sie sich voneinander, vereinbarten aber, am nächsten Tag gemeinsam aufzubrechen. Hans und B. umrundeten und erkundeten noch auf eigene Faust die von grellen Scheinwerfern angestrahlte Templerburg.

Am anderen Morgen beklagte sich Wolfgang über die nächtliche Unruhe in der Herberge. „Ich habe fast kein Auge zugetan", berichtete er B. und Hans beim Abmarsch. Und seufzend fügte er hinzu: „Jetzt weiß ich, warum manche

Herbergen extra ausgewiesene Schnarcher-Zimmer anbieten."

B., Hans und Wolfgang pilgerten den ganzen Tag gemeinsam. An den historischen Natursteinwänden der nächsten Herberge erzeugten in der Nacht die Schlafgeräusche einen doppelt lauten Widerhall. Und da das Gemäuer obendrein berittene Pilger beherbergte, mischte sich in das donnernde Schnarchen der Menschen das Grunzen, Schnauben und Wiehern der im Freien angebundenen Pferde.

Der dritte gemeinsame Pilgertag war zugleich der letzte, weil Wolfgang am folgenden Morgen einen Abstecher vom ausgeschilderten Weg plante. Nach dem Abendessen wollten Hans und B. wie immer noch den Ort durchstreifen. Wolfgang hatte genug vom Laufen, zog seinen Pilgerhut und machte sich in Richtung Herberge davon. Nach ein paar Schritten wandte er sich nach Hans und B. um. Breit grinsend und augenzwinkernd rief er den beiden zu: „Wir hören uns …"

Bruno Busch

# Camino Duro – Oder:
# Wer die Wahl hat

D a hinauf?!" B. hatte zwar gehört, dass es auf dem spanischen Jakobsweg einen „Camino Duro" gab, einen harten Weg. Als er mit seinem Pilgerbruder Hans aber die Altstadt von Villafranca del Bierzo und das steinerne Denkmal am Rio Burbia hinter sich hatte und vor der Wahl zwischen der ebenen Strecke entlang der Nationalstraße und dem „Camino Duro" stand, rutschte ihm doch sprichwörtlich das Herz in die Pilgerhose.

„Das schaffen wir!" Für B.s Pilgerbruder Hans war die Entscheidung keine Frage. Und von seinem alten Schulkameraden Thomas, der den beiden den Weg vorausgegangen war, wusste B.: „Der Camino Duro hat es in sich.

Eine Socke zu wenig

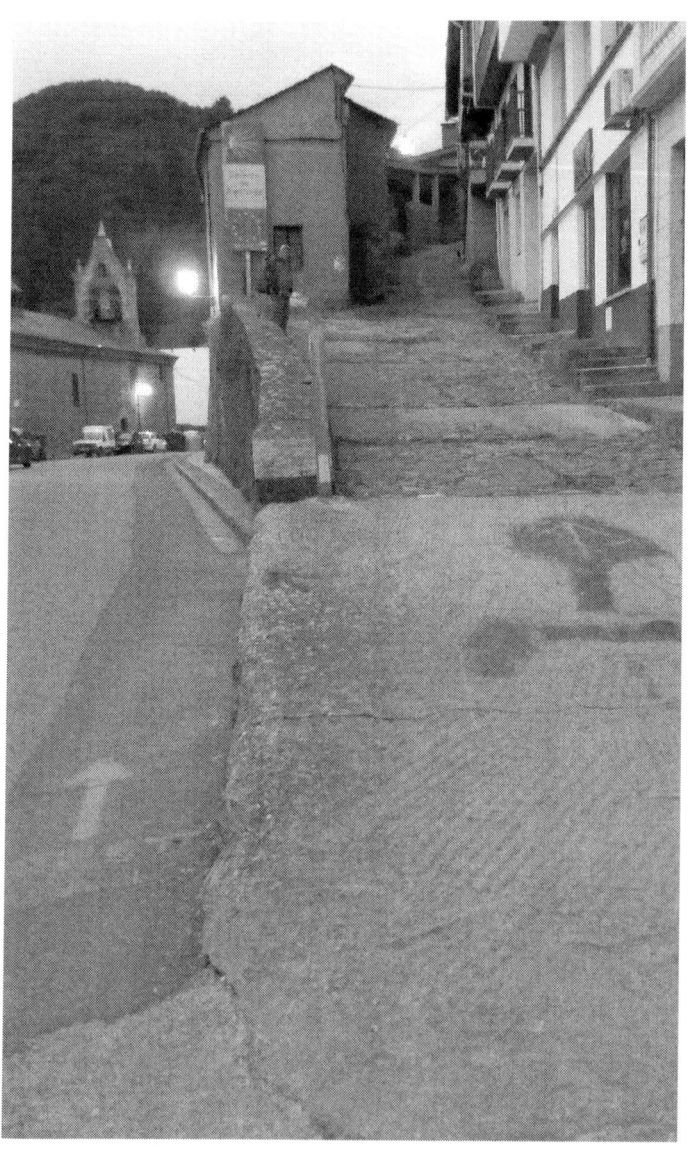

Er ist aber ausgesprochen schön." Also nahmen B. und Hans den harten Weg in Angriff.

Es war ein strahlender Morgen wie aus dem Bilderbuch. Das Gras am Wegrand leuchtete in sattem Grün, Frühlingsblumen blühten in allen Farben und verbreiteten einen herrlichen Wohlgeruch. So heftig Hans und B. schwitzten, so dankbar genossen sie das helle Licht der Sonne, das den bergauf führenden Feldweg beschien. Über dem schattigen Flussbett des Valcare lastete derweil undurchdringlicher Frühnebel.

B. konnte es kaum glauben, als der 460 Höhenmeter steile Aufstieg nach nicht einmal zwei Stunden bewältigt war. Inzwischen hatte sich der Nebel unter ihnen gelichtet und wie aus einem Flugzeug schauten Hans und B. auf die Nationalstraße hinab. In einer gewaltigen Kurve passte sie sich dem Verlauf des Flusses an. Doch der grandiose Ausblick war nicht nur auf das Tal begrenzt, sondern erfasste auch weit darüber hinaus bewaldete Höhen, sanft hügelige Weinberge und eine weite fruchtbare

Ebene. Fast taten B. die Mitpilgernden leid, die sich als kleine Punkte auf dem Gehweg neben der Straße bewegten und denen alle diese landschaftlichen Schönheiten verborgen blieben.

Eine weitere Belohnung für die Strapazen des Aufstiegs waren zwei Pilger zu Pferd. Hans und B. wussten zwar, dass man nicht nur zu Fuß, sondern auch im Fahrradsattel, auf dem Pferderücken und seit einiger Zeit sogar im Rollstuhl pilgern durfte. Gemeinsam mit reitenden Pilgern unterwegs waren sie aber zum ersten Mal auf dem „Camino Duro".

Merke: Der Weg nach oben kann steil sein und er ist manchmal auch hart und steinig. Doch er lohnt sich!

Bruno Busch

# Schritt halten – Oder: Der Gärtner von La Faba

Es ist eine Lebensweisheit: Gleich und gleich gesellt sich gern. Das gilt auch für das Pilgern. Dabei kommt es in besonderer Weise auf die Geh-Geschwindigkeit an. Denn jeder Mensch hat sein eigenes Tempo oder entwickelt es auf dem Weg. Und wer gemeinsam mit andern unterwegs sein will, braucht Mitpilgernde, die mit ihm Schritt halten können.

Letztes Tagesziel der Pilgerbrüder B. und Hans in der autonomen Region Castilla y León war die Pilgerherberge La Faba. Sowohl das Klima als auch die Landschaft kamen ihnen auf Anhieb wie zu Hause vor. Neben der Unterkunft fiel ihnen ein feuerroter Renault

mit Stuttgarter Kennzeichen auf. Richtig: Im Pilgerführer stand, dass diese Herberge von Schwaben geführt wurde.

Während Hans nach den Anstrengungen des Tages das Angebot zu einer preisgünstigen Massage in der Herberge annahm, erkundete B. nebenan die Kapelle „San Andrés de la Faba". Beim Verlassen des Gotteshauses trat ihm ein junger Mann in Arbeitshandschuhen und Gärtnerschürze entgegen. Neugierig fragte B.: „Gehören Sie auch zum Herbergs-Team?" Der junge Mann schüttelte den Kopf: „Ich bin Gärtner von Beruf und verdiene mir durch die Gartenarbeit hier ein paar Tage Kost und Logis. Aber ich bin Pilger wie Sie und mit meiner Freundin auf dem Weg nach Santiago de Compostela." „Und was macht Ihre Freundin in der Zwischenzeit?" „Na ja, sie hat ein anderes Lauftempo als ich. Ich bin ihr ein paar Tage voraus. Wir sind telefonisch in Verbindung und ich erwarte sie heute in La Faba."

Tatsächlich traf die Freundin des Gärtners noch am selben Abend in der Herberge ein.

Als Schwäbin hatte sie die Übernachtung sogar gratis, weil sie ein Gedicht in Mundart aufsagen konnte. Im Gegenzug half sie beim Zubereiten des Abendessens. Und danach luden sie und ihr Gärtnerfreund die Herbergsleute und alle anwesenden Pilger zu einem ausgelassen-fröhlichen Wiedersehensfest mit munterer Unterhaltung und viel Gitarrenmusik ein.

Keine Regel ohne Ausnahme also: Selbst ein – tempomäßig – ungleiches Pärchen kann auf dem Jakobsweg ein Happy End erleben.

# Casa Barbadelo – Oder: Auf den Hund gekommen

Auf ihren Jakobswegen in Deutschland waren B. und sein Pilgerbruder Hans häufig angebellt worden. In den meisten Fällen blieben die Verursacher des Gebells hinter einem Zaun oder an einer Kette auf Abstand.

Einmal jedoch führte der markierte Weg mitten durch ein landwirtschaftliches Anwesen. Kaum hatte der Hofhund Hans und B. gewittert, raste er unter ohrenbetäubendem Gekläff auf die beiden zu. Kein Zaun, keine Leine – nichts hielt das Tier auf.

Die zwei Pilger taten das Einzige, was ihnen einfiel: Sie blieben stocksteif stehen und hielten ihre Wanderstöcke schützend vor sich.

Letzteres war verkehrt. Der Hund bäumte sich zähnefletschend auf, sichtlich bereit, die beiden jeden Moment anzufallen. Gerade noch rechtzeitig brachten der Bauer und sein Sohn den Vierbeiner durch Zurufe zur Räson.

Bis dahin hatten die Hofherren das Geschehen aus einiger Entfernung beobachtet und sich dabei emsig beschäftigt gegeben. Im Näherkommen erklärten sie, dass der Hund vor längerer Zeit mit Wanderstöcken traktiert worden war und seither ausflippte, sobald Menschen mit Stöcken sein Territorium betraten.

Auch auf Jakobswegen in der Schweiz hatte B. unliebsame Begegnungen mit Hunden. Sie kamen ihm sogar noch einen Tick aggressiver vor als in Deutschland. Bis auf jenen Berner Sennenhund, der sich, als er B. kommen sah, sofort auf den Rücken rollte und freudig mit dem Schwanz wedelnd um Streicheleinheiten bettelte.

In Spanien waren Hunde ein fester Bestandteil des Pilgerweges. Meist lagen sie faul in der

Sonne und schliefen. Oder sie stellten sich schlafend. Denn hin und wieder öffnete sich ein einzelnes wachsames Auge, um gleich wieder zuzufallen.

Es kam auch vor, dass ein Hund eine Zeitlang neben einem Pilger her trottete, nur um sich nach einer Weile, wenn er genug vom Pilgern hatte, wieder zu trollen.

Schließlich gab es Menschen, die mit ihren eigenen Hunden auf dem „Camino" unterwegs waren. So hatten sie Gesellschaft. Und für einige Pilger bedeutete die Begleitung zusätzlich ein Stück Sicherheit.

Nagelneu und mit allem Komfort ausgestattet, präsentierte sich B. und Hans in Galicien zwischen Sarria und Gonzar die Herberge „Casa Barbadelo". Die Pilgerbrüder übernachteten in einem kleinen Apartment mit modernem Bad und viel Schnickschnack. Wegen der lauen Temperaturen ließen sie die Tür offenstehen. Hunde waren in den Apartments ausdrücklich verboten.

Mitten in der Nacht wachte B. von lauten Schlafgeräuschen auf, die eindeutig nicht von seinem Pilgerbruder stammten. B. schlich zur Tür und lugte um die Ecke. Auf der Schwelle zum Apartment nebenan schlummerte, vom Mond beschienen, ein Schäferhund.

Als Hans und B. früh am anderen Morgen ihre Unterkunft verließen, war der Hund von der Türschwelle verschwunden. Sie entdeckten ihn und den Pilger aus dem Nachbar-Apartment im Freien auf einer Decke liegen. Weil der Hund nicht zu seinem Herrn hineindurfte, hatte der Mann sich zu dem Tier nach draußen begeben. Dort wieder vereint, schnarchten Herr und Hund einträchtig um die Wette.

# Santiago de Compostela – Oder: Die Umarmung

Santiago de Compostela ist das Ziel jeder Pilgerreise auf dem Jakobsweg. Die Stadt im Nordwesten Spaniens gilt nach Rom und Jerusalem als dritter großer Wallfahrtsort der Christenheit. Denn in der Krypta der Kathedrale von Santiago de Compostela sollen die Gebeine des Pilgerpatrons ruhen, des Apostels Jakobus des Älteren.

B. und sein Pilgerbruder Hans trafen pünktlich zur Pilgermesse in der Kathedrale ein. Viele Menschen standen in den Seitengängen. Freie Sitzplätze gab es nur noch in den hinteren Reihen. Es war am Dienstag nach Ostern, der auch in Spanien kein Feiertag war. Aber hoch droben schwebte noch das große versilberte

Weihrauchfass, das nur zu besonderen Anlässen durch das Querschiff geschwenkt wurde.

Die Pilgerreise endete erst, wenn die lebensgroße, sitzende Jakobusfigur, die den prächtigen Hochaltar überragte, umarmt war. Zu dem Heiligen hinauf führte von hinten eine Holztreppe, vor der sich schon eine lange Schlange Wartender gebildet hatte.

B. ließ Hans den Vortritt. Irgendwie fühlte er sich an den Schönen Brunnen auf dem Hauptmarkt im 2750 Kilometer entfernten Nürnberg erinnert. Denn auch da hieß es: sich anstellen, hinaufklettern und innehalten.

Doch während in Nürnberg Touristen und Einheimische an einem Ring drehten und sich dabei etwas wünschten, umarmten in Santiago de Compostela die Pilgerinnen und Pilger den mit Gold, Silber und Edelsteinen geschmückten Jakobus und flüsterten ihm etwas ins Ohr.

Eigens dafür gab es eine Dankformel. Sie lautete auf Deutsch: „Danke, lieber Freund und

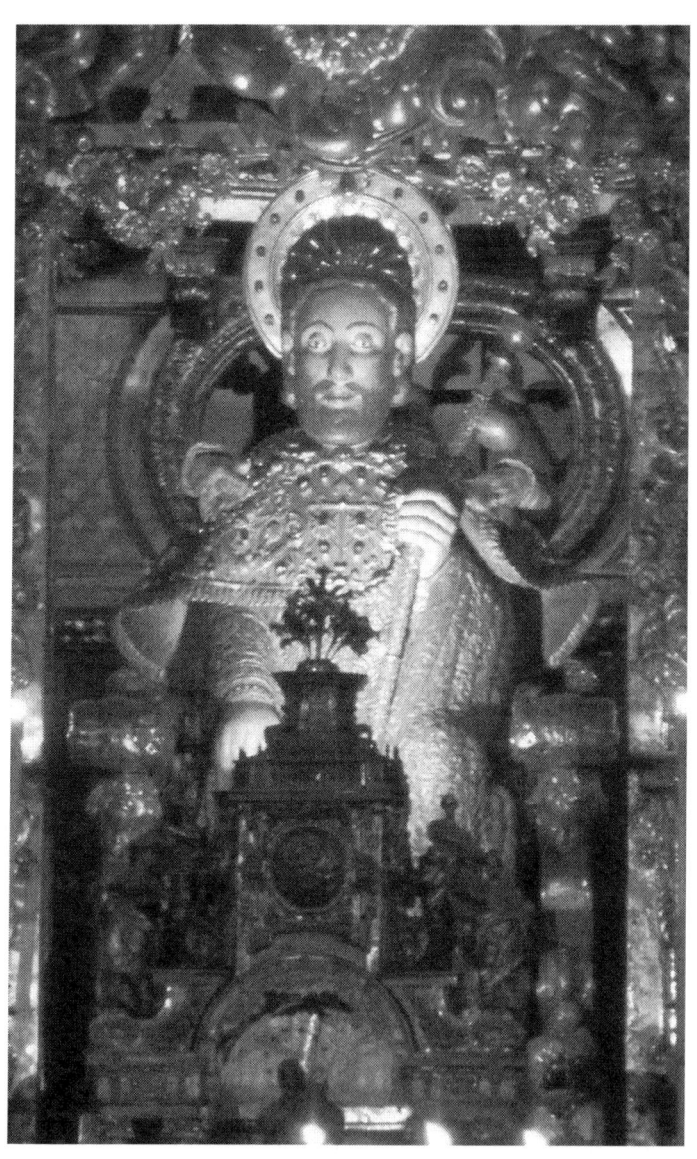

Bruder Jakobus, dass du mir geholfen hast, hier anzukommen. Danke für deine Person, für deine Begleitung, für dein Zeugnis, für dein Vermächtnis."

Als B. an der Reihe war, wagte er es, dem geflüsterten Dank einen Wunsch anzufügen. Worin dieser Wunsch bestand, wird hier nicht verraten, denn wer in Nürnberg am Wunschring drehte, bekam seinen Wunsch ja auch nur erfüllt, wenn er ihn nicht weitersagte.

Der nächste Weg führte Hans und B. auf der anderen Seite der Treppe hinunter und weiter in die Krypta, wo sie den silbrig glitzernden, für menschliche Gebeine auffallend kleinen Sarkophag des Heiligen durch ein Sperrgitter bewunderten.

Nach Vorlage der Pilgerpässe stellte das Pilgerbüro jedem der beiden eine Urkunde aus, die ihnen den 775 Kilometer langen Marsch auf dem Camino Francés von Saint-Jean-Pied-de-Port bis Santiago de Compostela bescheinigte. Beglaubigt war das Pergament

mit dem Siegel und der Unterschrift des Dekans der Kathedrale.

Innerlich bewegt und auch stolz auf das Erreichte begaben Hans und B. sich in den Pilgerstrom durch die Straßen der Stadt. Ihre Schlafplätze fanden sie in der „Hospederia Seminario Mayor", einem ehemaligen Kloster direkt hinter der Kathedrale. Auf der Suche nach Mitbringseln für die Lieben daheim durchstreifte jeder für sich die Andenkenläden.

Wieder vereint, zog Hans ein Säckchen hervor und überreichte es mit feierlicher Geste an seinen Mitpilger. In dem Beutel fand B. ein silbernes Santiago-Kreuz. Mit feuchten Augen heftete er den Anstecker an seine Wanderjacke. Und dann tat B. mit seinem Pilgerbruder, was er zuvor mit der Statue des heiligen Jakobus getan hatte: Er dankte ihm mit einer herzlichen Umarmung.

Bruno Busch

# Ein Esel
# auf dem Pilgerweg – Oder:
# Gar nicht dumm

Du Esel!" Was viele Menschen als Schimpf-
wort benutzen, ist eigentlich ein Kompliment. Denn Esel sind weder dumm noch
störrisch. In Wirklichkeit handelt es sich um
Lebewesen, die erst überlegen und abwägen,
bevor sie etwas tun. Esel finden immer den
richtigen Weg. Sie strahlen große Ruhe aus.
Davon abgesehen, sind Esel in vielen Gegen-
den unserer Erde als Lasttiere unersetzlich.

„Ihrem" Esel begegneten B. und sein Pilgerbruder Hans zwischen Santiago de Compostela und Finisterre gleich doppelt. Das erste
Mal graste er am Wegrand und bewachte da-

bei das Zelt eines Pilgers, der friedlich darin schlief. Hans und B. wunderten sich, dass der Esel nicht angebunden war, zum Beispiel an einen der Bäume, die dort an den Weg grenzten. Nein, der Esel konnte sich frei bewegen, ließ aber das Zelt und die daneben liegenden Habseligkeiten seines Herrn nicht aus den Augen.

Auf der kleinen Küstenstraße vom Ortszentrum von Finisterre hinauf zum Leuchtturm war es eindeutig derselbe Esel, den B. und Hans in einer Wegbiegung überholten. Denn er trug das Zelt und die Habseligkeiten, die Hans und B. schon kannten. Doch von dem Eigentümer war nichts zu sehen. Ob der Pilger, dem das Tier gehörte, unterwegs aufgehalten worden war oder schon am Leuchtturm wartete? Hans und B. erfuhren es nicht. Der Esel trottete allein, aber zielstrebig auf dem Pilgerweg in Richtung Meer weiter.

B.s Hochachtung vor dem grauen Geschöpf wuchs. Und er beschloss, zu einem dumm, uneinsichtig oder störrisch auftretenden Menschen niemals mehr „Du Esel!" zu sagen.

Bruno Busch

# Finisterre – Oder:
# Am Ende der Welt

Der Regen prasselte gegen die Windschutz-scheibe. Obwohl der Wischer auf die höchste Geschwindigkeit eingestellt war, blieb die Sicht nur für Sekundenbruchteile frei.

B. und sein Pilgerbruder Hans saßen direkt hinter dem Fahrer und waren froh, sich auf der letzten Etappe ihres Pilgerweges entlang der Küstenlinie von Cée nach Finisterre für den Omnibus entschieden zu haben.

Aus dem Seitenfenster entdeckten sie kurz vor dem Ziel ein galicisches Doppelkreuz. Daran kamen sie eine halbe Stunde später auf dem Weg zur Herberge wieder vorbei. B.s Schulkamerad Thomas hatte ihnen die „Dona

Lubina" empfohlen, die zwar etwas außerhalb des Ortes lag, dafür aber in Sichtweite zu einem Strandabschnitt, mit dem es eine vielversprechende Bewandtnis haben sollte.

Der Strand war menschenleer. Zwei kleine Holzboote lagen fest vertäut in einem Winkel so weit wie möglich vom Wasser entfernt. Hans und B. schlenderten eine halbe Stunde ziellos umher, bückten sich nach angeschwemmtem Strandgut, fanden aber nichts, das es wert gewesen wäre, aufgehoben und mitgenommen zu werden.

In dieser Nacht rüttelten Wind und Wetter so heftig an der Herberge, dass es B. und Hans in ihrem Pilgerzimmer mulmig zumute wurde. Durchs Fenster beobachteten sie, wie der Sturm die Gischt aufschäumte und das Meer mit tobender Wucht den Strand überspülte.

Doch als der erste Strahl der Sonne den Tag ankündigte, lag die See spiegelglatt da. Die Wolken verzogen sich zum Landesinneren hin und hinterließen einen azurblauen Himmel.

Bruno Busch

Hans und B. waren die ersten, die an diesem Morgen den Strand unterhalb ihrer Herberge betraten. Inzwischen war er übersät mit Muschelschalen, die das Meer in der Nacht dort ausgespuckt hatte. B. und Hans fanden eine Jakobsmuschel nach der anderen – kleine und große, Schalen und Deckel – und fühlten sich verbunden mit den Pilgern vieler Jahrhunderte, die ihren Pilgergang am Cabo Finisterre beendeten, um von dort eine echte Jakobsmuschel mitzunehmen.

Mit ihren Funden machten die beiden sich auf den Weg zum Leuchtturm an der südlichen Spitze der Halbinsel. Ein Meilenstein mit dem Muschelzeichen und der Gravur „0,00 K.M." in einer Metallplatte markierte das Ende der Alten Welt. Auf den Klippen unterhalb des Leuchtturms beobachteten B., Hans und viele andere mit ihnen das muntere Treiben der Spatzen. Endlich versank die Sonne am Horizont und verwandelte das Meer für einige Augenblicke in glitzerndes Gold. Glanzvoller Abschluss einer an Begegnungen und Erfahrungen reichen Pilgerreise.

Eine Socke zu wenig

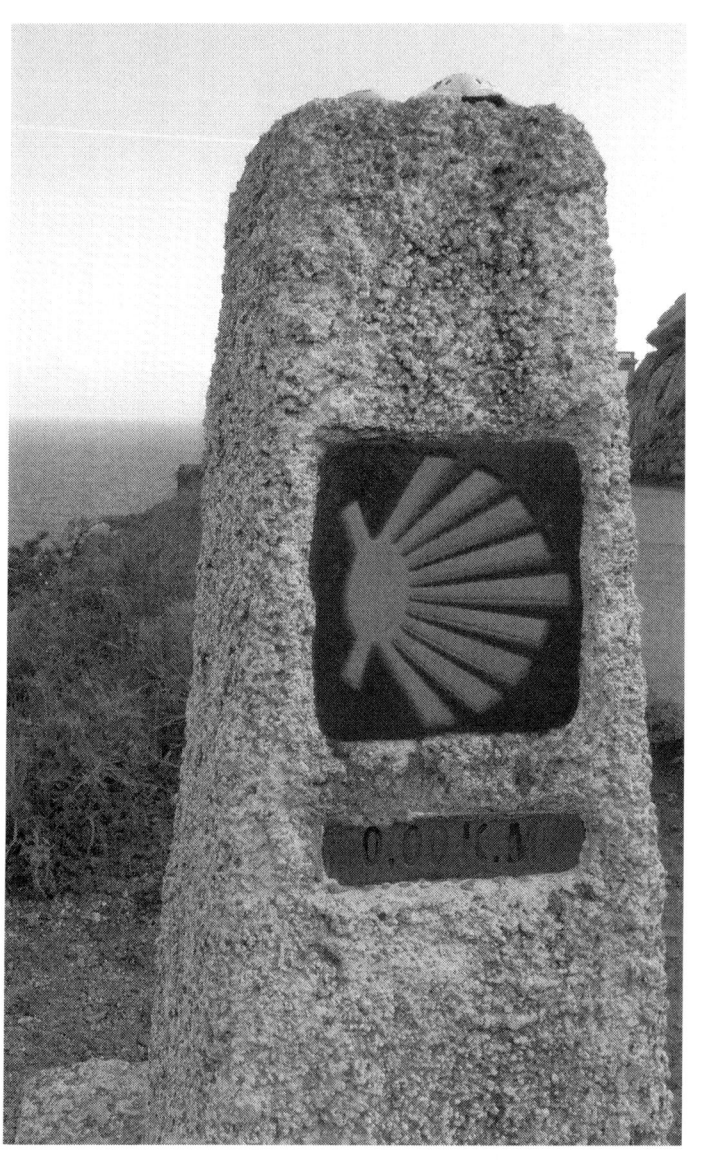

Bruno Busch

# Unbeschreiblich – Oder:
# Was bleibt

Jedes Mal nach der Rückkehr von einer seiner drei Etappen auf dem spanischen Jakobsweg wurde B. gefragt: „Wie war es? Was hat der Weg dir gebracht? Was hat er mit dir gemacht? Hat er dich verändert?" Und: „Wirst du wieder pilgern oder war's das jetzt?"

B. antwortete in aller Regel: „Ja, der Weg hat etwas mit mir gemacht. An manchen Tagen hat er mich bis an die Grenzen meiner körperlichen Belastbarkeit gebracht. Er hat mich gelehrt, mit wie wenig ich auskommen kann und was ich wirklich brauche. Nach dem, was ich auf diesem Weg erlebt habe – abseits von allem bisher Gekannten – bin ich nicht mehr derselbe, der ich war, bevor ich ihn ging.

Und so Gott will und ich lebe, werde ich wieder losgehen. Einmal Santiago-Pilger – immer Santiago-Pilger!"

Es muss nicht der „Camino Francés" sein, der Weg, der von Saint-Jean-Pied-de-Port nach Santiago de Compostela führt. Es gibt Jakobswege überall in Europa: in Deutschland, in der Schweiz, in Frankreich. Auch innerhalb Spaniens oder Portugals wird auf verschiedenen Routen gepilgert. Von Skandinavien her kommen Jakobswege genauso wie aus Russland und vom Baltikum.

Der „Camino" kann vor jeder Haustür beginnen. Er lebt von historischen Stätten, wechselnden Landschaften, eindrücklichen Naturschauspielen, spirituellen Erfahrungen und Begegnungen mit Menschen über alle Sprachbarrieren hinweg.

„Auf dem Jakobsweg bin ich mir selbst begegnet und Gott", versuchte B. einmal, das Unbeschreibliche auszudrücken. „Aber warum ausgerechnet beim Pilgern?", lautete die Frage

seines Gegenübers. B. musste nicht lange überlegen: „Weil das für mich eine absolute Ausnahmesituation darstellte. Nirgendwo sonst konnte ich so gut abschalten und meine menschlichen Beziehungen, meinen privaten Alltag, meine berufliche Tätigkeit und meinen ehrenamtlichen Einsatz in Kirche und Gesellschaft derart auf Abstand halten."

B. dürfte also Jakobspilger bleiben, solange seine Gesundheit und die Umstände es erlauben. Wenn es so sein soll, wünschen wir ihm: „Buen Camino!" – Guten Weg!

Und wer mehr erfahren will, muss sich selbst in Bewegung setzen ...

**„Es gibt auf dieser Welt nur einen Weg,
den außer Dir kein anderer gehen kann.
Wohin er führt?
Frag nicht!
Geh ihn!"**

Helga, 29.5.2011

*Inschrift an einer Wand
in der Herberge „Casa de Austria",
Los Arcos*

## Der Autor

Jahrgang 1954. In Hessen geboren und aufgewachsen. Journalistische Ausbildung in den
Ressorts Lokales, Wirtschaft und Sport einer mittelhessischen Tageszeitung sowie am
Deutschen Institut für publizistische Bildungs-
arbeit. Redakteur an Tageszeitungen in Hessen, Rheinland-Pfalz und Baden-Württemberg.
Zehn Jahre leitender Redakteur einer kirchlichen Zeitschrift in Stuttgart. 15 Jahre Referent
für Öffentlichkeitsarbeit eines diakonischen
Unternehmens in Nürnberg. Verheiratet und
Vater von vier Kindern. Mitglied im Autoren-
verband Franken und in der Autorengruppe
Wortkünstler Mittelfranken.


Was hat Ihnen an diesem Buch gefallen?
Gibt es etwas, das Sie dem Autor
mitteilen möchten?

Schreiben Sie eine E-Mail an:
Bruno.Busch@gmx.eu

Ebenfalls von Bruno Busch erschienen:
**Das angeknabberte Jesuskind –**
**Weihnachtsgeschichten von B.**
(2019)

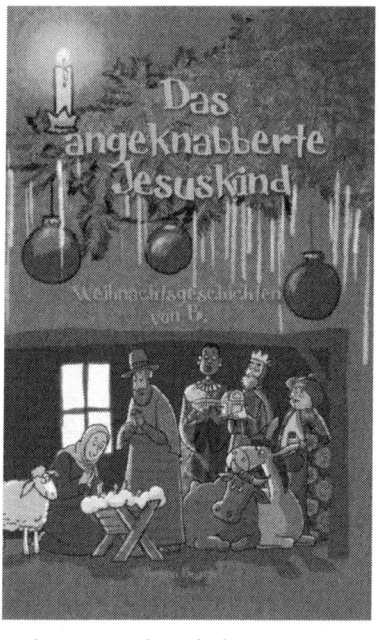

Ein Junge, der vor der Bescherung in Ohnmacht fällt, ein Vorstandsvorsitzender, der nicht mit aufs Foto will, ein Jesuskind, das den Kopf verliert, oder ein Vater, der nicht mit seiner Familie feiert – der kleine und der große B. hat in der Advents- und Weihnachtszeit schon viel erlebt. Davon erzählen die 24 Geschichten & Geschichtchen zum Vor- und Selberlesen, garniert mit einem Back- und einem Kochrezept. Für jedes Lesealter von 9 bis 99.

Taschenbuch  ISBN 978-3-00-063552-6  7,00 €
E-Book       Kindle & tolino         3,99 €

Ebenfalls von Bruno Busch erschienen:
**Dicke Birnen –**
**Geschichten von B.**
(2018)

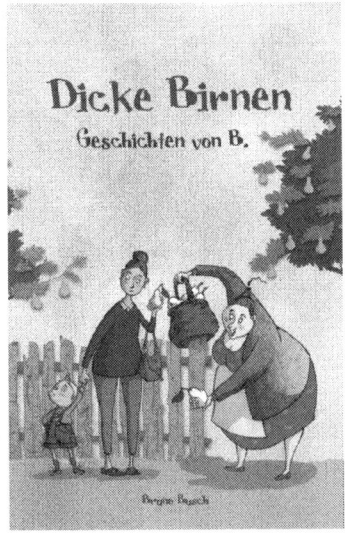

26 mehr oder weniger autobiografische Geschichten & Geschichtchen zum Lesen, Staunen oder Schmunzeln, Wachwerden-Lassen eigener Erinnerungen, Weiter-Erzählen ... Für jedes Lesealter von 9 bis 99.

Taschenbuch  ISBN 978-3-00-061107-0  5,00 €
E-Book       Kindle & tolino             2,99 €

**Mehr von Bruno Busch auf:**
**www.bruno-busch.eu**

**... und auf Facebook: www.facebook.com/**
**geschichten.und.geschichtchen**

Printed in Poland
by Amazon Fulfillment
Poland Sp. z o.o., Wrocław